告别

月经不调

饮食+理疗+中医调养

赵春杰　主编

华龄出版社
HUALING PRESS

责任编辑：郑建军

责任印制：李未圻

图书在版编目（CIP）数据

告别月经不调 / 赵春杰主编 . -- 北京：华龄出版

社 , 2020.12

ISBN 978-7-5169-1801-2

Ⅰ.①告… Ⅱ.①赵… Ⅲ.①月经失调 – 防治 Ⅳ.

① R711.51

中国版本图书馆 CIP 数据核字 (2020) 第 256928 号

书　　名：告别月经不调

主　　编：赵春杰

出版发行：华龄出版社

地　　址：北京市东城区安定门外大街甲 57 号　　邮　　编：100011

电　　话：010-58122246　　　　　　　　　　传　　真：010-84049572

网　　址：http://www.hualingpress.com

印　　刷：河北松源印刷有限公司

版　　次：2021 年 5 月第 1 版　　2021 年 5 月第 1 次印刷

开　　本：710mm×1000mm　　1/16　　　　印　　张：13

字　　数：200 千字

定　　价：68.00 元

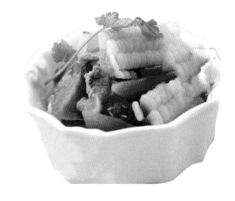

目录

第一章 月经
——健康女人的标志

第二章 调经养颜美食
——让你"月"来越美丽

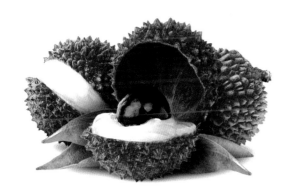

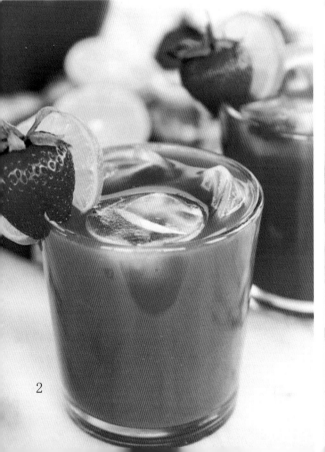

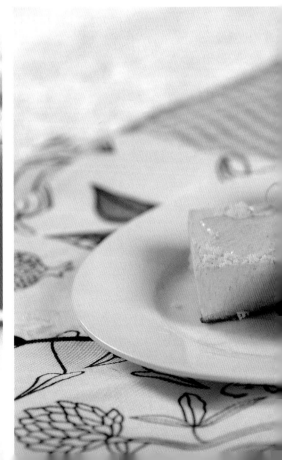

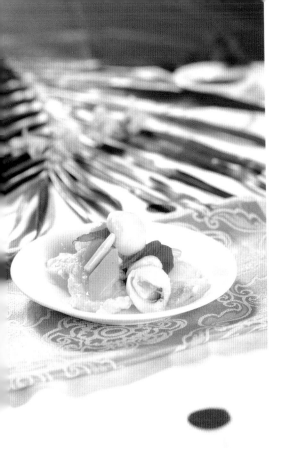

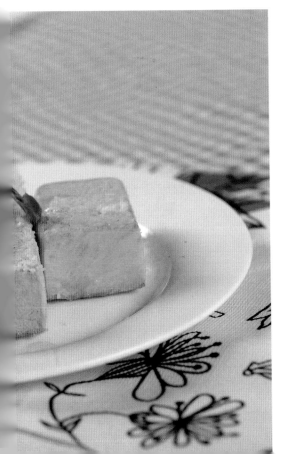

第三章　精选中药材——调畅月经效果佳

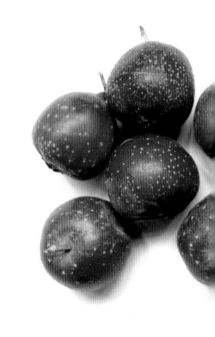

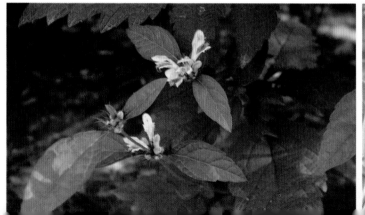

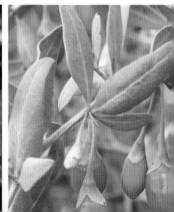

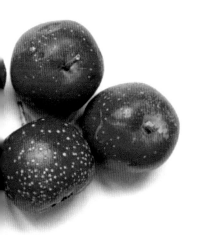

第四章 小穴位大功效
——让月经准时来报到

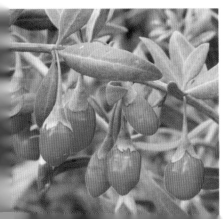

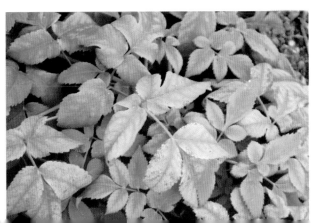

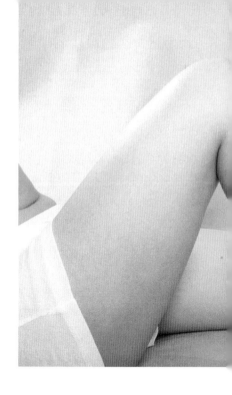

第五章 中医辨证调经
——从此让你轻轻松松

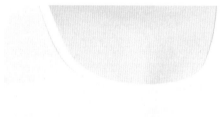

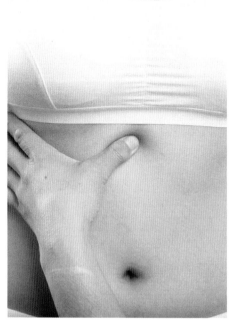

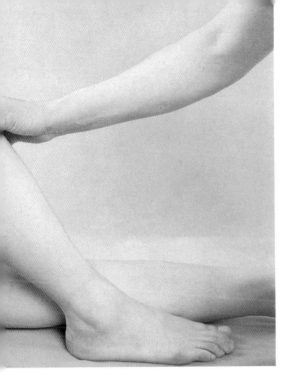

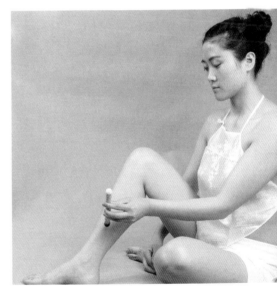

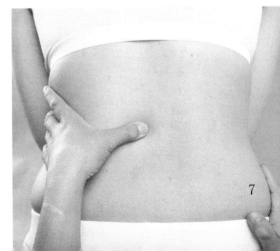

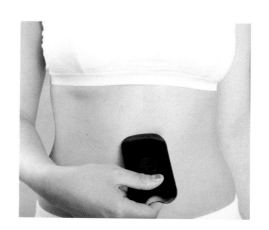

第十节　崩漏

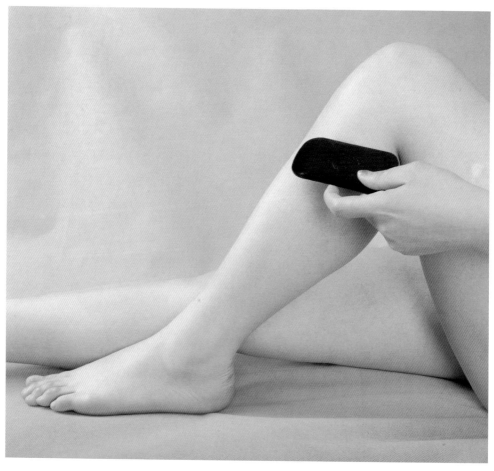

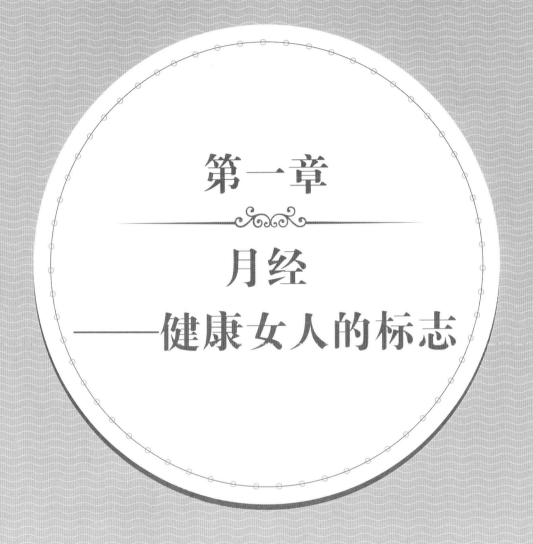

第一章

月经
——健康女人的标志

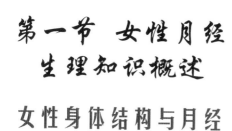

第一节 女性月经生理知识概述

女性身体结构与月经

月经由来

首先必须了解女性的生殖器官结构及其生理功能，才能说明这一问题。

女性的内生殖器官由卵巢、子宫、输卵管构成。卵巢的主要功能是产生卵子和合成卵巢激素，子宫和输卵管则是生育器官，卵巢中含有几十万个卵泡，每个卵泡中含有1个卵子。

青春期之前卵泡基本上没有功能。到了青春期，在脑垂体前叶促性腺激素的作用下，不成熟的卵泡逐渐发育，同时合成雌激素。当卵泡发育成熟并排卵之后，卵泡壁塌陷，细胞变大、变黄，称为黄体，它在合成雌激素的同时还产生孕激素。

随着卵巢的变化，子宫内膜受其影响也发生相应的周期性变化。雌激素使子宫内膜增厚，内膜细胞增多、增大，间质内小动脉变得愈加迂曲，呈螺旋状，称为增殖期子宫内膜。排卵后，由于雌激素和孕激素的共同作用，子宫内膜发生水肿，腺体产生大量黏液及糖原，内膜厚度由1毫米增到6毫米，称为分泌期子宫内膜。

如果此时排出的卵子受精了，则受精卵经输卵管运送到子宫内发育，称为妊娠，妊娠组织合成一种绒毛膜促性腺激素，它支持卵巢黄体继续发育；如果卵子没有受精，在排卵后14天左右，黄体萎缩，停止分泌雌激素和孕激素，此时子宫内膜中的血管收缩，内膜坏死而脱落，引起出血，形成月经。

因此，月经周期的长短，取决于卵巢周期的长短，一般为21~30天，但因人而异，也有23~45天，甚至3个月或半年为1个周期。只要有规律，一般都属于正常月经。

出血的时间一般为3~7天，每一次月经出血总量为30~50毫升。有人认为月经量多于80毫升即为病理状态。

形成原因

月经是由下丘脑、垂体和卵巢三者生殖激素之间的相互作用来调节的，在月经周期中的月经期和增殖期，血中雌二醇和黄体酮水平很低，从而对腺垂体和下丘脑的负反馈作用减弱或消除，导致下丘脑对促进性腺激素释放激素的分泌增加，继而导致腺垂体分泌的尿促卵泡激素和黄体生成素增多，因而使卵泡发育，雌激素分泌逐渐增多。此时，雌激素又刺激子宫内膜进入增殖期。黄体生成素使孕激素分泌增多，导致排卵。此期中雌激素与孕激素水平均升高。这对下丘脑和腺垂体产生负反馈抑制加强的作用，因而使排卵刺激素和黄体生成素水平下降，导致黄体退化，进而雌激素和孕激素水平降低。子宫内膜失去这两种激素的支持而剥落、出血，即发生月经。此时，雌激素和孕激素减少，又开始了下一个月经周期。

月经变化过程

在月经周期中出现下列的变化过程：

（1）女性达到青春期后，在下丘脑促性腺激素释放激素的控制下，垂体前叶分泌促卵泡成熟素和少量黄体生成素促使卵巢内卵泡发育成熟，并开始分泌雌激素。在雌激素的作用下，子宫内膜发生增生性变化。

（2）卵泡渐趋成熟，雌激素的分泌也逐渐增加，当达到一定浓度时，又通过对下丘脑垂体的正反馈作用，促进垂体前叶增加促性腺激素的分泌，且以增加LH分泌更为明显，形成黄体生成素释放高峰，它引起成熟的卵泡排卵。

（3）在黄体生成素的作用下，排卵后的卵泡形成黄体，并分泌雌激素和孕激素。此期子宫内膜，主要在孕激素的作用下，加速生长且机能分化，转变为分泌期内膜。

（4）由于黄体分泌大量雌激素和孕激素，血中这两种激素浓度增加，通过负反馈作用抑制下丘脑和垂体，使垂体分泌的卵泡刺激和黄体生成素减少，黄体随之萎缩致使孕激素和雌激素也迅速减少，子宫内膜骤然失去这两种性激素的支持，便崩溃出血，内膜脱落而月经来潮。

月经的作用

女性因为月经每个月都有流血，这样大大降低了得癌症的概率，比男性的得癌概率小40%左右，同时还可以增加血液循环，时常造新血，让新陈代谢加快速度，对身体有一定的好处。

月经怀孕信号

育龄期已婚女性，根据月经规律，此次月经超过10天以上未来，首先要考虑是否怀孕了。确定妊娠以后，不准备生育的要尽快采取补救措施；想生育的，则要更加注意营养，避免接触烟、酒、农药、有害化学物质、辐射等，避免服用可以引起胎儿畸形的药物。根据月经还可推算预产期，对孕期保健和孕期心理都是非常有益的。

月经疾病信号

如果女孩已过18岁仍无月经来潮，称为原发性闭经；女性既往曾有过正常月经，现停经三个月以上，称为继发性闭经（不包括因妊娠、哺乳、绝经所致），就要检查是否有生殖道下段闭锁、先天性无子宫或子宫发育不良、卵巢肿瘤、脑垂体肿瘤或功能低下、内分泌或消耗性疾病。除此以外，月经的时间、量、伴随症状等的变化也是发现和诊断许多疾病的重要线索。

月经造血功能

月经引起机体经常性地失血与造血，使女性的循环系统和造血系统得到了一种男性所没有的"锻炼"，它使女性比男性更能经得起意外失血的打击，能够较快制造出新的血液以补足所失血液。实践证明，体重、健康状况相同的男女，因意外失去相同比例的血，男性可能因此而致死，而女性则有抢救成功和最终康复的可能。

月经降低铁伤害

有一种称为血色素沉着症的遗传性疾病，容易引起患者铁元素代谢失调，身体内会积聚过多的铁；铁过量会缓慢地导致皮肤、心脏、肝、关节、胰腺等处出现病变。治疗铁过量的方法之一是定期排放一定量的血液。血色素沉着症引起的器质性损害在女性身上出现的概率大大小于男性，甚至几乎不发生，月经的作用——周期性的失血正好消耗掉了过量的铁。

月经正常与否的表现

正常情况下女性每个月都会来一次月经，但是生活中有些女性来了月经会有其他的身体不舒服，或者月经提前或者推后，那么如何判断月经是否正常，下面是妇科专家的说法：

月经周期

一般女子的月经周期是28~30天，但是也有人40天来一次月经。但只要有规律性，均属于正常情况。另外，月经容易受多种因素影响，所以提前或错后3~5天，也是正常现象。

如果这次月经周期是20天，下次是40天，而且经常出现这种情况，有的甚至月经来1~2天，过10多天又来1~2天，失去了周期性，这属于月经不调。少女初潮时，由于卵巢刚发育，功能还不完善，所以会出现功能紊乱和不规律，这不是病理现象。

月经期（也称行经期）

女子的月经期大约是3~7天。一般行经的规律是第一天经血不多，第二三天增多，以后逐渐减少，直到经血干净为止。这是因为第一天子宫内膜脱落刚刚开始，第二三天子宫内膜脱落增多，出血量也增多了，子宫受到刺激，加强收缩，把大量经血排出的缘故。

有的人经血干净了以后，过一两天又来了一点，俗称"经血回头"，这也不是病，而是一种正常现象。但是，有的女子经期长达10~20天，月经淋漓不尽；有的经期极短，只是"一晃"即过。这两种现象都是不正常的。

经血量

女子月经量的多少因人而异，一般是 30~50 毫升。一般每天换 3~5 次卫生巾或纸，就算是正常。如果经血量过多，换一次卫生巾或纸很快就又湿透，甚至经血顺腿往下淌，这就不正常了。

经血过多，可能是精神过度紧张、环境改变、营养不良以及代谢紊乱等因素引起的功能性子宫出血。经血长期过多会引起贫血，应查明原因，进行治疗。当然，如果因为子宫、卵巢不正常或全身性疾病，引起月经量过少，这种情况也不正常，也应及时就医。

青春期的少女以月经量过多较为常见。其主要原因是在青春发育期，卵巢功能尚未完全成熟，这时候的月经一部分属于无排卵性的。没有排卵就没有黄体，没有黄体就缺少黄体酮。因此，子宫内膜只能处于增殖期而不能达到完善的分泌期，以致子宫内膜脱落不完全而影响子宫的收缩，造成经血过多。此种情况如不引起注意，久而久之，可出现面色苍白、乏力、头晕等贫血症状，也应就医治疗。

经血颜色

正常的经血是暗红色的，血中混有脱落的子宫内膜小碎片、宫颈黏液、阴道上皮细胞，无血块。如果经血稀薄如水，仅有点粉红色或发黑发紫，则是不正常的。如果经血完全是凝血块，也不正常，可能另有出血的部位，应及早就医，保证身体健康。

女性的身体体质和身体特征较为特殊，很多部位也是脆弱的，所以生活中一定要注意自检、关注自己身体的变化，尤其月经是否正常要多加注意。

第二节 解析月经不调

月经不调也称月经失调，是妇科常见疾病，表现为月经周期或出血量的异常，可伴月经前、经期时的腹痛及全身症状。病因可能是器质性病变或是功能失常。

月经不调的表现

痛经

月经前后或月经期间出现腰酸冷、小腹疼、下腹坠胀、浑身酸痛、情绪低落或其他不适。

月经周期不规律

从月经的第一天开始，一直到下一次月经来潮的第一天，算一个完整的月经周期，月经周期计算应包括月经来潮的时间，一个月经周期一般平均为 28 天，月经不调的女性，会表现为两次月经时间中间间隔过长或过短。

月经时间不稳定

一次月经出血时间一般 5~7 天比较正常，月经不调的女性经常性地出现时间过短或时间过长、淋漓不尽等问题，应及早就医。

经量过多或过少

每一次月经出血总量应为 30~50 毫升，出血过少或过多都是月经不调，甚至有的医学专家认为，现实中很多女性月经量不超过 3 天，月经量明显过少即为病理状态。

经血颜色不正常

经血正常颜色呈大红色或暗红色，呈大红色，是子宫内膜正以一个相当快的速度脱落，在周期结束后子宫是相当干净的状态，呈暗红色，带有血块，就代表着你的子宫正在清除脏污，是正常的现象，但是如果暗红色状态持续超过 3 天以上，或超过自身以前的正常的天数，即为月经不调，建议及时调理；如果颜色过浅，呈粉红色或浅褐色，粉红色是血虚的状况，浅褐色是荷尔蒙失调，也有可能是早孕现象；经血呈深咖啡色，血在体内积过久，很久没有好好流出来了，这是月经不顺的现象；经血呈橙红色，就要特别注意，因为这可能是阴道感染的早期迹象，更可能伴随着浓厚的异味，建议立刻咨询医生。

闭经

闭经是妇科疾病中常见的症状，可能由各种不同的原因引起。通常将闭经分为原发性和继发性两种。凡年过 18 岁仍未行经者称为原发性闭经；在月经初潮以后，正常绝经以前的任何时间内（妊娠或哺乳期除外），月经闭止超过 6 个月者称为继发性闭经。

绝经

绝经意味着月经终止，指月经停止 12 个月以上。但围绝经期常有月经周期和月经量的改变。表现为月经周期缩短，以滤泡期缩短为主，无排卵和月经量增多。

月经不调的危害

影响容颜、健康及寿命

月经不调会影响女性容颜，如女性皮肤容易出现的色斑、松弛、晦暗无光、毛孔粗大、粗糙、暗疮等症状就是由于机体出现病变而产生的相关反应，久患不治还可导致乳房下垂、性欲减退；月经不调会造成卵巢早衰，雌激素分泌紊乱，从而影响女性的健康，甚至寿命。

引发妇科炎症或癌变

现代医学已证实，月经不调可能会并发月经性关节炎、月经性皮疹、月经性牙痛、月经性哮喘，子宫内膜异位、子宫内膜炎、宫颈炎、宫颈糜烂、宫颈癌、子宫癌、卵巢囊肿、卵巢癌等。月经不调造成的影响会给女性的身体健康带来严重的威胁。

导致不孕

相关的统计研究表明，女性月经不调也是导致不孕不育的直接缘由，同时也是导致近些年不孕不育概率上升的重要原因。月经不调是导致女性不孕的重要因素，月经不调往往是由妇科疾病引起，最常见的是妇科炎症、子宫肌瘤、卵巢囊肿，因此要及时调理月经不调，以免导致病情恶化、引发不孕。

导致贫血

月经不调的损害可能是因为持久月经、流血过多，导致失血性血虚，出现头晕、乏力、心慌、气急等症状，严重者或可危及生命。

记忆力差

专家表示，月经不调还会导致记忆力减退。因此，千万不要小看月经不调，要及时调理。

引发头痛

头痛是一种较常见的问题，女性发生该症状的概率要比男性大，这与女性独有的生理特点有关，流行病学调查结果表明，与月经有关的头痛，约占女性头痛的20%，这也是月经不调对女性造成的影响。

月经不调的检查

月经不调的病因可能是器质性病变或是功能失常，许多全身性疾病如血液病、高血压病、肝病、内分泌病、流产、宫外孕、葡萄胎、生殖道感染、卵巢肿瘤、子宫肌瘤等均可引起月经不调。月经不调的诊断应注意查明病因，要注意以下几方面：

B超检查

通过盆腔B超或者阴道B超检查可以了解子宫、卵巢及盆腔情况，检查流产、宫外孕、子宫内膜异位症和多囊卵巢综合征、宫腔粘连等疾病。

细胞学检查

脱落细胞检查，以检查卵巢功能及排除宫颈恶性病变。

活组织检查

确定病变的性质，多用于肿瘤的诊断。

内分泌测定

目前可以测定尿促卵泡激素、黄体生成素、泌乳素、雌激素、孕激素、睾酮、三碘甲腺原氨酸、四碘甲腺原氨酸、促甲状腺激素等下丘脑、卵巢、甲状腺及肾上腺皮质分泌的激素。临床常用以了解卵巢功能的简易方法有阴道涂片、宫颈黏液、基础体温及子宫内膜活检等。

X线检查

子宫碘油造影可了解子宫内腔情况，有尤黏膜下肌瘤或息肉。蝶鞍正侧位断层可了解有无垂体肿瘤。

宫腔镜或腹腔镜检查

观察子宫腔及盆腔器官的病变。

其他检查

酌情做肝、肾功能及血液系统的检查。必要时做染色体检查。

月经不调的鉴别诊断

月经先期

（1）月经周期提前7天以上，甚至半月余一行，连续3个月经周期以上。

（2）月经周期提前半月，应与经间期出血、青春期、更年期月经先期相鉴别。

月经过多

（1）月经周期基本正常，经量明显增多，在50毫升以上，或时间超过7天。

（2）妇科检查及B超检查，排除子宫肌瘤等器质性疾病。

（3）排除血小板减少症及凝血机制障碍所致月经过多。

月经后期

（1）月经周期超过35天，连续3个月经周期以上。

（2）育龄妇女周期延后，应与妊娠、青春期、更年期月经后期相鉴别。

（3）妇科检查，B超或气腹造影，以排除子宫及卵巢器质性疾病。

月经过少

（1）月经周期基本正常，经量很少，不足30毫升，甚或点滴即净。

（2）本病应与早孕相鉴别。

（3）排除因结核病引起的月经过少。

月经先后无定期

（1）月经周期或前或后，均超过7天以上，并连续3个月经周期以上。

（2）月经周期紊乱应与青春期、更年期月经紊乱相区别。

（3）妇科检查及B超等排除器质性病变，测基础体温、阴道涂片、宫颈黏液结晶检查以了解卵巢功能情况。

警惕引发女性月经不调的七大罪魁祸首

情绪异常引起月经不调

长时间的精神压抑、生闷气或者遭受重大精神刺激与心理创伤，都可以造成月经失调或者痛经、闭经。这是因月经是卵巢分泌的激素刺激子宫内膜后形成的，卵巢分泌激素又受脑下垂体与下丘脑释放激素的控制，因此不论是卵巢、脑下垂体，还是下丘脑的功能发生异常，均会影响到月经。

所以，日常生活中的情绪是需要管理的，不能因为情绪的浮动让自己的身体受到惩罚。

寒冷刺激引起月经不调

现代女性生活、饮食及穿衣习惯等原因，使得女性极易在经期受寒。女性经期受寒，子宫过度收缩，引发痛经；经期受寒，会使盆腔内的血管收缩，导致卵巢功能紊乱，可引起月经提前或延后，经期时间过长或过短，经量过少或过多，颜色不正常，甚至闭经等问题。我们平时就需要做好保暖措施，不要等到经期才注意这一点。保暖腰部还有肚子是特别需要注意的。生活需要规律节制，避免过度劳累。

不合理的节食引起月经不调

少女的脂肪至少占体重的17%，方可发生月经初潮，身体内的脂肪至少达到体重的22%，才可维持正常的月经周期。过度节食，因机体能量摄取不足，引起身体内大量脂肪与蛋白质被耗用，致使雌激素合成障碍而明显缺少，影响月经来潮，甚至导致经量稀少或者闭经，所以，追求身材苗条的女士，一定不能盲目节食。

长期便秘引起月经不调

便秘可能会引起女性月经紊乱。直肠内大便过度充盈后，子宫颈会被向前推移，子宫体则向后倾斜。如果长时间反复发生子宫后倾，阔韧带内的静脉就会受压而不畅通，子宫壁会发生充血，并失去弹性。若子宫长久保持在后倾位置，就会发生腰痛、月经紊乱。

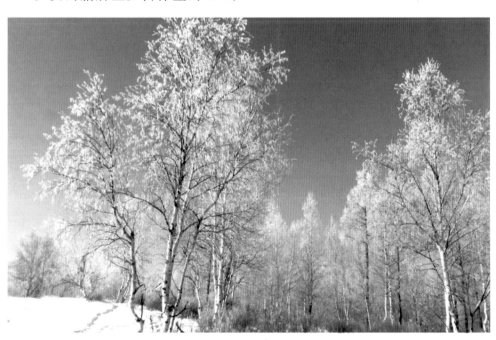

电磁波引起月经不调

在现代，人们的生活已经离不开各种电器的使用了。但是长期使用电器却会导致女性出现月经不调。这是因为电器在使用中必然会产生电磁波，而电磁波对女性的内分泌以及生殖器官都会带来不良的影响，从而导致月经不调的症状。

长期滥用药引起月经不调

滥用或经常大量使用抗生素可致月经失调、不排卵、闭经，这可能是药物抑制和伤害了人自身的抵抗力，导致了机体功能障碍。

嗜烟酒引起月经不调

烟草中的尼古丁能降低性激素的分泌量，从而干扰与月经有关的生理过程，引起月经不调。酒精可以干扰和月经有关的生理过程，导致月经不调。每日抽烟1包以上或者饮高度白酒100毫升以上的女士中，月经不调者是不抽烟饮酒女性的3倍。

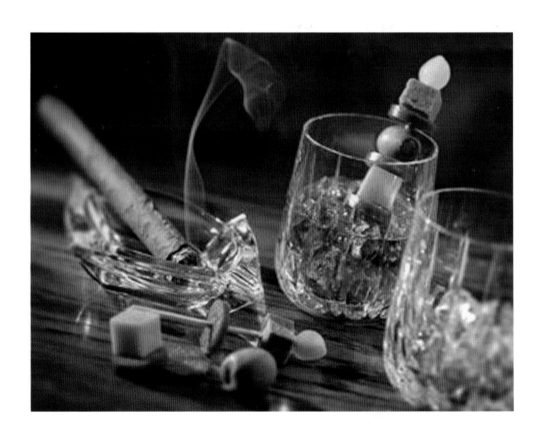

第二章

调经养颜美食
——让你"月"
来越美丽

第一节 养血活血类食物

菠菜

补血调经解热毒

别　　　名	菠棱菜、赤根菜、波斯草。
性味归经	味甘辛，性凉；归肠、胃经。
建议食用量	每餐100~250克。

营养成分

蛋白质、胡萝卜素、维生素 B_1、维生素 B_2、维生素 C、维生素 E、维生素 K、芸香苷、铁、钙、磷等。

调经功效

菠菜中含有的丰富的胡萝卜素和维生素 C，具有很好的补血作用；丰富的维生素 K 含量，也具有止血、凝血功能。此外，菠菜中所含维生素 B_1、维生素 B_2，也与人体血液有关。民间多服食菠菜补血，以为是菠菜中铁元素的作用，其实它不易被人体吸收，起作用的是菠菜中丰富的维生素。

良方妙方

1. 消渴引饮：菠菜根、鸡内金等份，研为末，米汤饮服，每日3次。

2. 血虚性月经不调：鲜菠菜放沸水中略烫数分钟，以麻油拌食。

3. 小便不通、肠胃积热、胸膈烦闷、便秘：鲜菠菜煮汤淡食。

4. 咳喘：菠菜籽以文火炒黄，研成细末，每次5克，每日2次，温水送下。

食用功效

菠菜含有较多的胡萝卜素，可以对抗人体的自由基，起到降血糖、降血压的作用，能够有效预防心脑血管疾病和高血压性脑病的发生；菠菜中所含的微量元素，能促进人体新陈代谢，增强身体免疫功能；大量食用菠菜，可降低中风的危险；菠菜提取物具有促进培养细胞增殖的作用，既抗衰老又能增强青春活力。我国民间以菠菜捣烂取汁，每周洗脸数次，连续使用一段时间，可清洁皮肤毛孔，减少皱纹及色素斑，保持皮肤光洁。

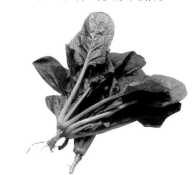

注意事项

体虚便溏者不宜多食。肾炎、肾结石患者不宜食用。

养生食谱

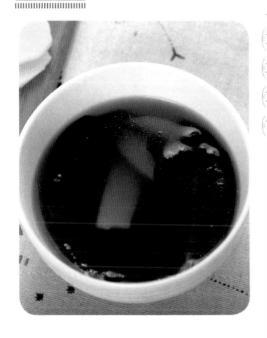

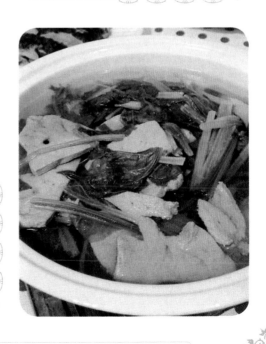

◆ 肝菜蛋汤

主　料：羊肝 200 克，菠菜 100 克，鸡蛋 1 个。

调　料：盐、味精、葱花、姜末、植物油、羊肉汤各适量。

做　法：

1.羊肝洗净，切片；菠菜择洗净，切成段，焯烫；鸡蛋磕入碗中搅匀。

2.油锅烧热，煸香葱花和姜末，加入羊肝片煸炒一下，倒入羊肉汤和盐煮到羊肝片熟烂。

3.把菠菜段和鸡蛋液倒入锅中煮熟，撒入味精调味即可。

◆ 山药菠菜汤

主　料：山药 20 克，菠菜 300 克，猪瘦肉 100 克。

调　料：植物油、盐、味精各适量。

做　法：

1.山药发透，切薄片；菠菜洗干净，去泥沙，切成 4 厘米长的段；猪瘦肉切片。

2.将炒锅置武火上烧热，加入植物油，烧至六成热时，下入猪瘦肉，炒变色，加入水适量，烧沸，下山药，煮 20 分钟，下菠菜煮熟，加盐、味精即成。

茼蒿

行气解郁又清血

别　　　名	蓬蒿、蒿菜、茼莴菜。
性 味 归 经	味甘涩，性温；归肝、肾经。
建议食用量	每餐100~200克。

营养成分

蛋白质、脂肪、糖类、粗纤维、胡萝卜素、多类维生素、烟酸、氨基酸、天冬素、挥发油、胆碱、钾、磷、钙、铁等。

调经功效

茼蒿有补血活血、调经止痛、润肠通便的功效，可辅助治疗面色发黄、头晕眼花、心慌失眠、月经不调等症；茼蒿有蒿之清气，又有菊之甘香，可消痰开郁、清血养心。

良方妙方

1. 月经期烦热头晕、睡眠不安：鲜茼蒿、菊花嫩苗各100~150克。水煎服。

2. 月经先期：茼蒿250克煮食。

3. 高血压：茼蒿200克洗净、切碎、捣汁，温开水送服，每服1杯，日服2次。或与菊花脑各60克，水煎服。

4. 咳嗽痰浓：鲜茼蒿150克，水煎去渣，加入冰糖适量，溶化后分2次饮服。

食用功效

茼蒿含有丰富的维生素和矿物质，可以养心安神、降压补脑、清血化痰、润肺补肝、稳定情绪、防止记忆力减退；茼蒿中含有多种氨基酸及较多的钾、钙等矿物质，能调节体液代谢、通利小便、消除水肿。

常吃茼蒿，对咳嗽痰多、脾胃不和、习惯性便秘均有较好的疗效。而当茼蒿与肉、蛋等共炒时，则可提高其维生素A的吸收率。将茼蒿焯一下，拌上芝麻油、味精、精盐，清淡可口，最适合冠心病、高血压患者食用。

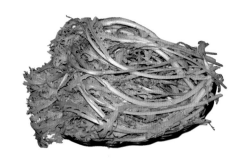

注意事项

《得配本草》："泄泻者禁用。"

经典论述

1. 《本经逢原》："茼蒿气浊，能助相火，禹锡言多食动风气，熏人心，令人气满。"

2. 《千金·食治》："安心气，养脾胃，消痰饮。"

3. 《滇南本草》："行肝气，治偏坠气疼，利小便。"

养生食谱

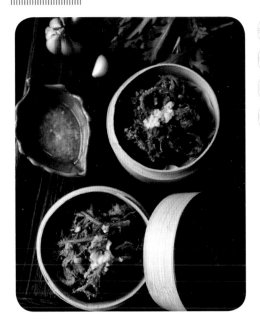

◆ 茼蒿蛋白饮

主　料：茼蒿250克，鸡蛋3枚。

调　料：香油、盐各适量。

做　法：

1.将茼蒿洗净,鸡蛋打破取蛋清。

2.茼蒿加适量水煎煮，快熟时，加入鸡蛋清，煮片刻，调入油、盐即可。

◆ 蒸茼蒿

主　料：茼蒿600克。

辅　料：面粉、玉米面各30克。

调　料：蒜泥、盐、香油各适量。

做　法：

1.茼蒿600克择洗干净，沥水。

2.面粉与玉米面混合后撒入茼蒿中抓匀，放入蒸笼中，盖上盖子。蒸锅水烧开，放上蒸笼大火蒸制3~5分钟。

3.将适量蒜泥、盐、清水、香油调成味汁浇在蒸好的茼蒿上即可。

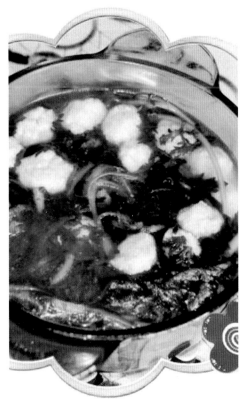

胡萝卜

养血美颜的"小人参"

别　　　名　红萝卜、黄萝卜、药萝卜。

性味归经　味甘，性平；归肺、脾、肝经。

建议食用量　每次100~200克。

营养成分

蛋白质、脂肪、糖类、挥发油、胡萝卜素、维生素 A、维生素 B_1、维生素 B_2、花青素、槲皮素、木质素、钙、铁、磷等。

调经功效

胡萝卜是一种难得的果、蔬、药兼用之品，所以有廉价的"小人参"之称。红萝卜皮中所含有的红萝卜素即维生素 A 原，可促进血红素增加，提高血液浓度及血液质量，萝卜中还含有大量的铁，有助于补血。

良方妙方

1.经期补血：鲜胡萝卜洗净切块，同粳米煮粥吃。

2.宫寒痛经：鲜胡萝卜2个，炒山楂15克，红糖适量，水煎服。

3.夜盲症：胡萝卜洗净切片蒸熟，不限多少，任意食用。

食用功效

胡萝卜中含有丰富的胡萝卜素，可以起到清除人体中血液和肠道的自由基，防治心脑血管疾病的作用，因此对于冠心病、高血压患者来说，日常常吃胡萝卜，就可以起到保护心脑血管健康的作用；胡萝卜素有补肝明目的作用，可治疗夜盲症；胡萝卜素摄入人体消化器官后，可以转化为维生素 A，是骨骼正常生长发育的必需物质，有助于细胞增殖与生长，对促进婴幼儿的生长发育具有重要意义；胡萝卜中的木质素也能提高人体免疫机制，间接消灭癌细胞。

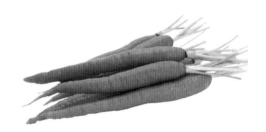

注意事项

胡萝卜最好炒熟后食用，因为胡萝卜中所含的是脂溶性的维生素，与油混合后有利于吸收。

经典论述

1.《本草求真》："胡萝卜，因味辛则散，味甘则和，质重则降，故能宽中下气。而使肠胃之邪，与之俱去也。"

2.《医林纂要》："胡萝卜，甘补辛润，故壮阳暖下，功用似蛇床子。"

养生食谱

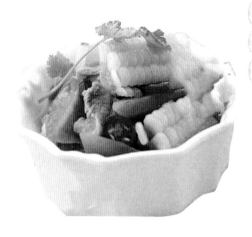

◆ 胡萝卜小米粥

主 料：小米、胡萝卜各100克，矿泉水适量。

做 法：

1.小米洗净，胡萝卜去皮切丝。

2.把水烧开加入小米和胡萝卜丝同煮15分钟，小米软糯即可。

◆ 胡萝卜炖排骨

主 料：胡萝卜300克，排骨200克。

调 料：葱、姜、料酒、盐各适量。

做 法：

1.排骨洗净剁块，放入开水中焯去污血。

2.胡萝卜去皮洗净切块，葱洗净切段，姜洗净切丝。

3.炖锅置火上，放入清汤烧开，加入排骨、姜丝、葱、料酒、盐炖1小时，再放入胡萝卜块炖熟即可。

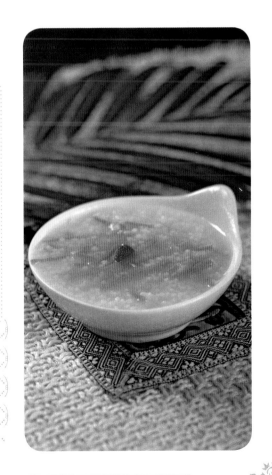

韭菜

温补散瘀理气血

别　　　名	草钟乳、壮阳草。
性味归经	味甘、辛、咸，性温； 归肝、胃、肾经。
建议食用量	每次50~100克。

营养成分

蛋白质、脂肪、糖类、膳食纤维素、挥发性精油、含硫化合物、胡萝卜素、维生素 B$_1$、维生素 B$_3$、维生素 C、磷、钙、铁等。

调经功效

韭菜温中、行气、散瘀，有一定的温补、温经功效，适合寒性痛经和气滞血瘀型月经不调、行经腹痛的女性食用。

良方妙方

1.月经过多：韭菜 250 克，糯米酒 60 克，经期服用，每日 1 剂，连服 3~5 剂。

2.倒经：韭菜 30 克捣烂取汁，童便 1 盅，韭菜汁兑童便服。

3.带下：韭菜根 50 克，鸡蛋 2 个，白糖 50 克，同煮汤食，连服数天；或醋煮韭菜籽，再焙干研成细末，炼蜜为丸（如红豆粒大），空腹用酒送服，每天 2 次，每次 30 丸，连服 7~8 天。

4.子宫脱垂：韭菜根适量煎水，放盆内趁热熏洗，每天 2 次。

食用功效

色、香、味俱佳的韭菜，历来受到我国人民的喜爱。一来它是调味的佳品，二来它还含有丰富的营养成分。在马王堆汉墓出土的医简中，就曾经提到韭菜具有延年益寿的功效。现代医学研究证明，韭菜中含有丰富的纤维素，能增强肠胃蠕动，对预防肠癌有积极作用。而且韭菜中含有的挥发性精油及含硫化合物更具有降低血脂的作用。因此，食用韭菜对高血脂及冠心病患者颇有好处。

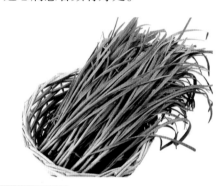

注意事项

阴虚内热及疮疡、目疾患者均忌食。另外，韭菜忌过夜食用，且忌生食。

经典论述

1.《本经逢原》："韭，昔人言治噎膈，唯死血在胃者宜之。若胃虚而噎，勿用，恐致呕吐也。"

2.《日华子本草》："止泄精尿血，暖腰膝，除心腹痼冷、胸中痹冷、痰癖气及腹痛等。"

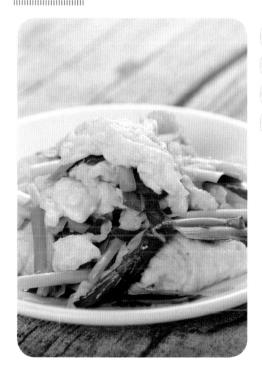

◆ 韭菜炒虾仁

主　料：韭菜 300 克，虾肉 150 克。

调　料：葱丝、姜丝、蒜瓣、精盐、味精、料酒、高汤、香油、食用油各适量。

做　法：

1.虾肉洗净，去虾线，沥干水分；韭菜择洗干净，切成 2 厘米长的段。

2.油锅烧热，下葱丝、姜丝、蒜瓣炝锅，炸出香味后，放入虾肉煸炒 2~3 分钟，烹料酒、精盐、高汤稍炒，放入韭菜，急火炒 4~5 分钟，淋入香油，加少许味精炒匀即成。

◆ 韭菜炒鸡蛋

主　料：韭菜 150 克，鸡蛋 3 个，黑木耳（水发）20 克。

调　料：花生油 15 毫升，盐 5 克。

做　法：

1.将韭菜洗净切成段，鸡蛋打散，黑木耳洗净切成丝。

2.锅内烧油，下入打散的鸡蛋，用小火炒至蛋五成熟。

3.然后加入韭菜段、黑木耳丝，调入盐，再用小火炒熟即可。

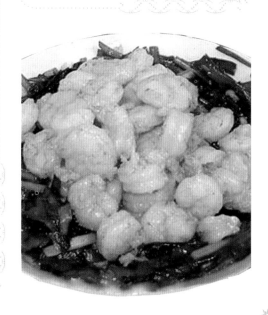

黑木耳

❀ 滋补活血的"素中之王"

别　　　名　木耳、云耳、桑耳、松耳。

性 味 归 经　味甘，性平；归胃、大肠经。

建议食用量　干木耳每餐约5克，泡发木耳每餐约50克。

营养成分

蛋白质、脂肪、碳水化合物、粗纤维、木耳多糖、维生素 B_1、维生素 B_2、烟酸、钙、磷、钾、铁等。

调经功效

黑木耳被誉为"素中之荤"和"素中之王"，能补气血、活血止血，从而调理月经。

良方妙方

1.月经过多：黑木耳、红枣、红糖各20克，煎汤服食。每日1次，连服5~6次。

2.闭经：黑木耳、核桃仁各120克，红糖240克共研末，每次10克，开水或黄酒送服。

3.更年期综合征：黑木耳适量，焙干研细末，拌白糖口服。每次5克，每日2次。

4.贫血：黑木耳50克，红枣30个，煮熟服食，加红糖调味。

食用功效

黑木耳中所含的多糖成分具有调节血糖、降低血糖的功效；黑木耳含有丰富的钾，是优质的高钾食物，对糖尿病合并高血压患者有很好的食疗作用。

常吃黑木耳能养血驻颜，令人肌肤红润，并可防治缺铁性贫血；黑木耳中的胶质可把残留在人体消化道内的灰尘、杂质吸附集中起来排出体外，从而起到清胃涤肠的作用；黑木耳还含有抗肿瘤活性物质，能增强人体免疫力，经常食用可防癌抗癌。

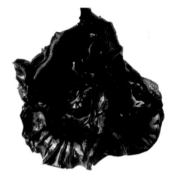

食用宜忌

虚寒溏泻者慎服。

经典论述

1.《神农本草经》："盛气不饥，轻身强志。"

2.《饮膳正要》："利五脏，宽肠胃，不可多食。"

3.《随息居饮食谱》："补气耐饥，活血，治跌打仆伤，凡崩淋血痢，痔患肠风，常食可疗。"

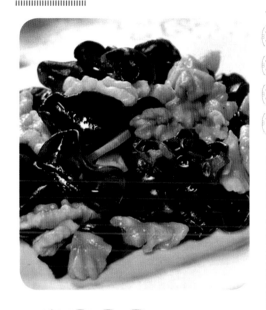

◆ 凉拌核桃黑木耳

主　料：黑木耳150克，核桃
碎50克。

辅　料：红绿辣椒适量。

调　料：姜、蒜、调味料、盐
各适量。

做　法：

1.黑木耳洗净撕小块，红绿辣
椒切丝，姜蒜切末。

2.黑木耳、红绿辣椒丝焯水，
备用。

3.核桃碎用小火炒香。

4.碗中放入黑木耳、红绿辣椒
丝、核桃碎和姜、蒜末，加入
调味料、盐拌匀即可。

◆ 黑木耳煲猪腿肉

主　料：猪腿肉块300克，水发
黑木耳40克。

辅　料：红枣10克，桂圆、姜
片、枸杞子各5克。

调　料：清汤、盐、味精、料
酒、胡椒粉各适量。

做　法：

1.黑木耳洗净，撕小朵；红枣、
桂圆、枸杞子分别洗净；猪腿肉
切块入沸水中焯烫。

2.锅置火上，加入猪腿肉块、料
酒、黑木耳、红枣、桂圆、枸杞子、
姜片、清汤，煲2小时，调入盐、
味精、胡椒粉，再煲15分钟即可。

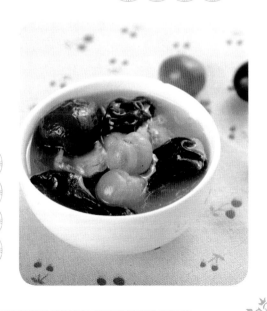

茄子

散血消肿善调经

别　　　名　落苏、茄瓜。

性味归经　味甘，性凉；归脾、
胃、大肠经。

建议食用量　每次100~200克。

营养成分

蛋白质、脂肪、糖类、碳水化合物、维生素、龙葵碱、花青素、钙、磷、铁等。

调经功效

茄子含多种维生素、脂肪、糖类、蛋白质及矿物质，具有散血消肿、利尿止痛的功效，对月经不调女性有补益作用。

良方妙方

1. 带下：白茄花30克，水煎服。

2. 乳腺炎：将茄子细末撒于凡士林纱布上，外敷患处。

3. 乳头皲裂：霜打的茄子花焙干，香油调敷患处。

4. 血淋疼痛：茄叶熏干为末。每服6克，温酒或盐汤下。来年者尤佳。

5. 口腔溃疡：以霜后茄子放干，研细末，抹于患处，1~2次即愈。

6. 便血：经霜茄子连蒂烧存性为末，每日空腹温酒服10克；或茄叶10余片水煎服。

食用功效

茄子含丰富的植物化学物质，这种物质能增强人体细胞间的黏着力，增强毛细血管的弹性，降低毛细血管的脆性及渗透性，防止微血管破裂出血，使心血管保持正常的功能；茄子含有龙葵碱，能抑制消化系统肿瘤的增殖，对于防治胃癌有一定效果。此外，茄子含有维生素E，有抗衰老功效，常吃茄子，可防止血液中胆固醇水平增高，对延缓人体衰老具有积极的意义。

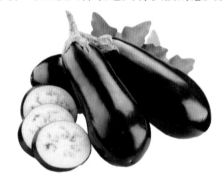

注意事项

茄子性寒，食时往往配以温热的葱、姜、蒜、香菜等。体质虚冷之人，慢性腹泻者不宜多食。

经典论述

1.《滇南本草》："散血，消乳疼，消肿宽肠。烧灰米汤饮，治肠风下血不止及血痔。"

2.《饮膳正要》："动风发疮及痼疾，不可多食。"

3.《本草纲目》："茄性寒利，多食心腹痛下利，妇人能伤子宫。"

养生食谱

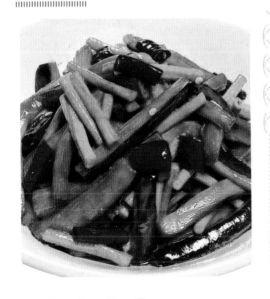

◆ 茄子粳米粥

主　料：茄子、粳米各 150 克。

做　法：将茄子去蒂，洗净，切成薄片；粳米淘洗干净，放入锅内，加入清水适量。用大火煮沸后加入茄子，撇去浮沫，改用小火煮至米烂茄熟即成。早、晚温热食用。

◆ 豆角烧茄子

主　料：豆角 200 克，茄子 300 克。

调　料：植物油、红辣椒、盐、鸡精、葱、姜、大蒜、酱油各适量。

做　法：

1. 茄子洗净切条浸泡在盐水中，豆角择洗干净切段，红辣椒去籽去蒂并洗净切小段。

2. 水锅烧热，放入豆角焯熟，捞出过一下凉水，沥干备用。

3. 油锅烧热，放入茄条煎炸至变色、炒软，放入豆角、大蒜翻炒，加入盐、鸡精、酱油、葱及辣椒丝，炒熟即可。

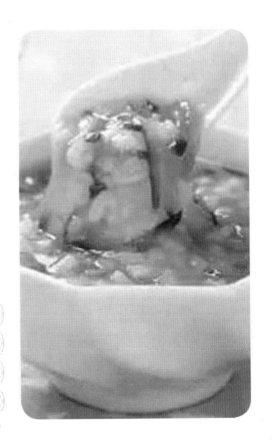

葡萄

补气血的藤上精华

别　　　名	草龙珠、山葫芦、菩提子。
性味归经	味甘、酸，性平；归肺、脾、肾经。
建议食用量	每天100克。

营养成分

葡萄糖、果酸、维生素 B_1、维生素 B_2、维生素 B_6、维生素 C、维生素 P、氨基酸、钙、钾、磷、铁等。

调经功效

经期出血量会比较多，容易导致贫血、气血不足，葡萄中的铁元素可以帮助补血。另外有部分女性在经期有耳鸣、腰膝酸软等肾虚的症状，可以适当吃一些黑葡萄，有滋阴补肾的效果，还可以软化血管、活血化瘀。

良方妙方

1. 除烦止渴：生葡萄捣滤取汁，以瓦器熬稠，入熟蜜少许，同收，点汤饮。

2. 贫血、头晕心悸、四肢无力：鲜葡萄200克，洗净、榨汁、滤渣，即可食用。

3. 胃阴不足、热病烦渴：新鲜葡萄500克，捣烂、绞取汁液，小火熬至稍黏，按一倍量加入蜂蜜，加热至沸，停火待冷，装瓶，每次1汤匙，沸水化开代茶饮。

4. 肝肾不足、腰酸腿软：鲜葡萄30克，人参10克，白酒300毫升，浸泡3~5日，每次10毫升，日服2次。

食用功效

葡萄中的糖主要是葡萄糖，能很快被人体吸收。当人体出现低血糖时，若及时饮用葡萄汁，可很快使症状缓解；葡萄中含的类黄酮是一种强抗氧化剂，可抗衰老，并可清除体内的自由基。

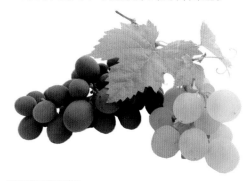

注意事项

糖尿病患者、便秘者、脾胃虚寒者应少食。

经典论述

1.《随息居饮食谱》："补气，滋肾液，益肝阴，强筋骨，止渴，安胎。"

2.《陆川本草》："滋补强壮，补血，强心利尿。"

3.《本草纲目》："可以造酒，人饮之，则陶然而醉，故有是名。其圆者名草龙珠，长者名马乳葡萄，白者名水晶葡萄，黑者名紫葡萄。"

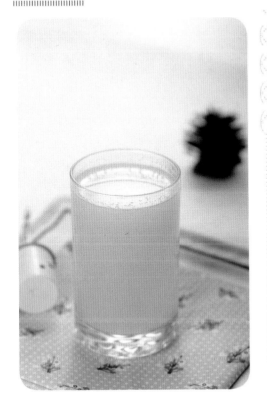

◆ 葡萄三明治

主　料：全麦面包1个，葡萄干、葡萄果酱、乳酪粉、生菜、西红柿各适量。

做　法：

1.将全麦面包放入微波炉或者烤箱中略烤一下，取出切成片。

2.先在一片烤面包的表面抹上一层葡萄果酱，然后把葡萄干、西红柿、生菜放在上面，再撒上适量乳酪粉，用另一块面包片夹着即可食用。

◆ 葡萄汁

主　料：葡萄150克，苹果1/2个。

做　法：

1.葡萄洗净去皮去籽，苹果洗净去皮去核切小块。

2.将两种水果分别放入榨汁机中榨汁，然后将两种果汁混合煮沸。

3.按1：1的比例兑入白开水，即可饮用。

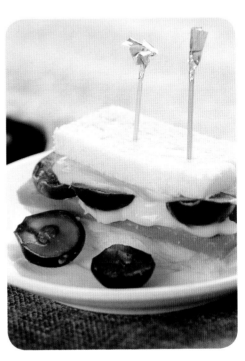

荔枝

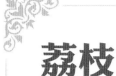

❧ 生津益血补身体

别　　　名	丹荔、丽枝、香果。
性味归经	味甘、酸，性温；归心、脾、肝经。
建议食用量	每天200克以内。

营养成分

蛋白质、脂肪、膳食纤维、糖类、碳水化合物、核黄素、维生素C、维生素A、胡萝卜素、葡萄糖、烟酸、铁、镁、硒、钠、钾等。

调经功效

荔枝果肉中含丰富的天然葡萄糖和铁元素，对血液循环有特殊的促进作用，起到补血补虚作用，对月经不调患者有食疗作用。

良方妙方

1. 妇女虚弱，崩漏贫血：荔枝干果30克，水煎服。

2. 孕妇堕胎后下血不止及产后出血：荔枝干7个（连壳和核一起打破），用两碗水煎至一碗服下。

3. 寒疝气痛、小腹冷痛：荔枝核30克，粳米50克。先煎荔枝核，取汁，入粳米煮粥，任意食用。

4. 疗疮恶肿：荔枝肉、白梅各3个。捣作饼子，贴于疮上。

5. 风火牙痛：大荔枝1个，剔开，填盐满壳，煅研，搽之。

食用功效

荔枝所含丰富的糖分具有补充热量、增加营养的作用；荔枝肉含丰富的维生素C和蛋白质，有助于增强人体免疫功能，提高抗病能力；荔枝有消肿解毒、止血止痛的作用；荔枝拥有丰富的维生素，可促进微细血管的血液循环，防止雀斑的发生，令皮肤更加光滑。

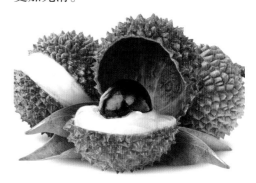

注意事项

荔枝性热，出血病患者、妇女妊娠应忌食。凡属阴虚火旺体质者、糖尿病患者忌食。

经典论述

1.《医林纂要》："补肺，宁心，和脾，开胃。治胃脘寒痛，气血滞痛。"

2.《玉楸药解》："荔枝，甘温滋润，最益脾肝精血。阳败血寒，最宜此味。功与龙眼相同，但血热宜龙眼，血寒宜荔枝。干者味减，不如鲜者，而气和平，补益无损，不致助火生热，则大胜鲜者。"

养生食谱

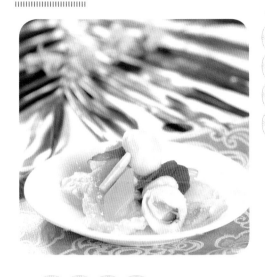

◆ 荔枝红枣羹

主　料： 新鲜荔枝100克，红枣适量。

调　料： 白糖少许。

做　法：

1.将荔枝去壳、核后切成小块。

2.另将红枣洗净，先放入锅内，加清水烧开后，放入荔枝、白糖。

3.待糖溶化烧沸，装入汤碗即可。

◆ 荔枝鱼片

主　料： 黑鱼肉250克。

辅　料： 荔枝150克，彩椒20克，蛋清1个。

调　料： 葱姜米、味精各3克，盐4克，香油2毫升，胡椒粉2克，料酒、水淀粉各5毫升。

做　法：

1.黑鱼去皮切片用冷水冲去肉中的血水，用干毛巾沾去水分，加盐、味精、料酒、蛋清、淀粉上浆过油滑熟备用。

2.荔枝去壳、核后一切两半，彩椒切作菱形块洗净滑油备用。

3.锅中留底油炒葱姜米放入原料，调口味勾芡翻炒，淋香油即可。

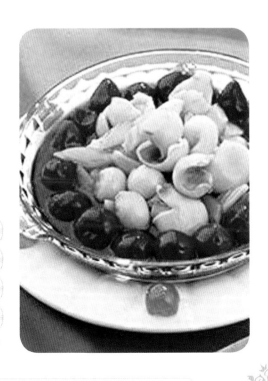

紫米

益气暖脾的"补血米"

别　　　名　紫红糯米、血糯米。

性味归经　味甘，性温；归肝、脾、大肠经。

建议食用量　每次约100克。

营养成分

蛋白质、脂肪、赖氨酸、色氨酸、维生素 B_1、维生素 B_2、叶酸、花青素、铁、锌、钙、磷等。

调经功效

紫米具有滋阴补肾、健脾开胃、补中益气、活血化瘀等多种功效，女性朋友常吃紫米能够补充肾阳，调理由于气血两虚、血瘀不畅所导致的月经不调、痛经等症状。

良方妙方

1. 紫癜：黑木耳、白木耳各 50 克，紫米 75 克，熬成浓羹，早晚分食。

2. 气虚：鸡肉 100 克，大枣 10 克，核桃仁 10 克，紫米 100 克。将上述各料洗净、切碎，加水适量同煮。

3. 心律失常：龙眼肉 30 克，紫米 100 克，冰糖适量。先将紫米加水适量熬成粥，快熟时加入龙眼肉及冰糖，再煮 10~15 分钟即得。温服，每日 1 次，一周为一疗程。

食用功效

紫米对于胃寒痛、消渴、尿频等症有一定疗效；此外，糯性紫米具有补血、健脾、理中及治疗神经衰弱等功效；紫米中含有的微量营养素，具有明目健肝、润肤美容的功效；紫米中的膳食纤维具有降低血液中胆固醇含量的功效，有助于预防冠状动脉硬化引起的心脏病；紫米的外壳，比一般糯米多了花青素，是优质抗氧化剂的来源，因此具有延缓衰老的功效。

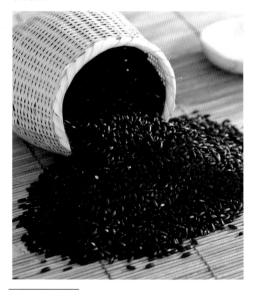

温馨贴士

紫米是糯米中较为珍贵的一个品种，俗称"紫珍珠"。它与普通大米的区别是它有一薄层紫色物质。紫米质地细腻，紫色素溶于水，熬成的粥晶莹、透亮。食用紫米对人体有补血益气的作用。

养生食谱

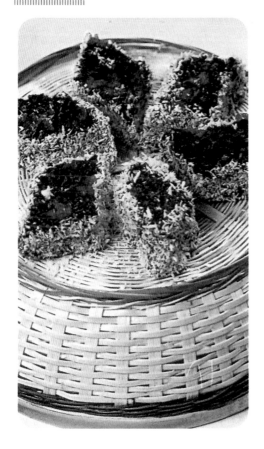

◆ 莲子山药紫米粥

主 料：莲子 50 克，紫米 500 克，山药 25 克，鸡肉块 30 克。

调 料：白糖适量。

做 法：

1.莲子、紫米分别洗净，放入清水中浸泡片刻；山药去皮，洗净，切块。

2.锅内加入水、山药块、鸡肉块、紫米、莲子大火煮沸，再转小火熬至黏稠。

3.粥熟后加入白糖，稍炖即可。

◆ 桂花紫米糕

主 料：紫米 100 克，糯米 30 克，糖桂花 10 克。

调 料：糖 20 克。

做 法：把紫米、糯米捡沙洗净，先用锅煮至八成熟后出锅放入方盘，加糖桂花蒸 40 分钟切块即可。

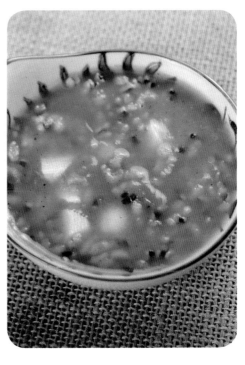

花生

止血补益的"长寿果"

别　　　名　落花生、长寿果。

性味归经　味甘，性平；归脾、肺经。

建议食用量　每餐80~100克。

营养成分

蛋白质、脂肪、糖类、氨基酸、不饱和脂肪酸、卵磷脂、胆碱、胡萝卜素、粗纤维、维生素A、维生素B$_6$、维生素E、维生素K、硫胺素、核黄素、烟酸、钙、磷、钾、镁、锌、铁等。

调经功效

花生中含油脂、多种维生素，营养价值高，有补益作用，并含有使凝血时间缩短的物质，能对抗纤维蛋白的溶解，有促进骨髓制造血小板的功能，对多种出血性疾病有止血的作用，可辅助改善月经过多和崩漏的症状。

良方妙方

1.带下：花生仁200克，冰片15克共捣如泥，分两次服，每日空腹时白开水送下。

2.贫血：花生衣12克，每日分2次冲服，经常服用。

3.慢性肾炎：花生米（连皮）、红枣各60克，煎汤代茶饮，食花生米和枣，连服1周。

4.高血压：用醋浸花生仁7日以上，每晚服7~10粒；或鲜花生叶煎水代茶饮。

5.久咳：花生米、大枣、蜂蜜各30克，水煎后饮汤，每日2次，枣、花生仁吃下。

食用功效

花生含有维生素E和丰富的钾、镁、锌，能增强记忆力、抗衰老、延缓脑功能衰退、滋润皮肤；花生中的不饱和脂肪酸有降低胆固醇的作用，有助于防治动脉硬化、高血压和冠心病；花生中含有一种生物活性物质白藜芦醇可以防治肿瘤类疾病，同时也有降低血小板聚集、预防和治疗动脉粥样硬化、心脑血管疾病的作用；花生纤维组织中的可溶性纤维被人体消化吸收时，会像海绵一样吸收液体和其他物质，然后随粪便排出体外，从而降低有害物质在体内的积存和所产生的毒性作用，减少肠癌发生的概率。

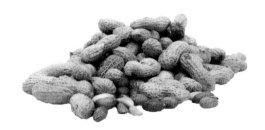

注意事项

花生含油脂多，消化时会消耗较多的胆汁，因此胆病患者不宜食用。

养生食谱

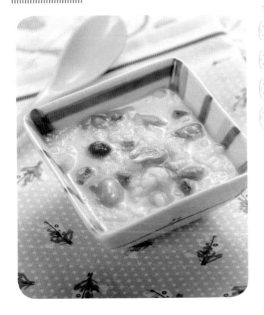

◆ 小蓟花生仁粥

主　料：花生米 100 克，粳米 150 克。

辅　料：小蓟 12 克。

做　法：花生仁飞水加小蓟、粳米一同水煮至熟软黏稠即可。

◆ 猪肝花生粥

主　料：大米 200 克，鲜猪肝 100 克，花生仁 50 克，胡萝卜、西红柿、菠菜各适量。

调　料：盐、香油、鸡汤各适量。

做　法：

1.鲜猪肝、胡萝卜、西红柿分别洗净，切碎。菠菜焯烫后，切碎。

2.将大米、花生仁淘洗干净，放入电饭锅中煮成粥。

3.将猪肝末、胡萝卜末放入锅内，加鸡汤煮熟后，和西红柿碎、菠菜碎一起放入煮好的花生粥内。煮至粥稠，加盐、香油调味即可。

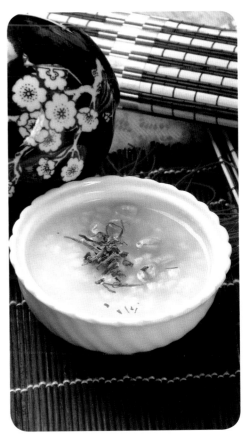

带鱼

养肝补血，和中开胃

别　　　名	刀鱼、裙带鱼、牙带、白带鱼。
性味归经	味甘、咸，性温；归肝、脾经。
建议食用量	每次约100克。

营养成分

蛋白质、脂肪、维生素 B_1、维生素 B_2、烟酸、不饱和脂肪酸、镁、钙、磷、铁、碘等。

调经功效

带鱼的脂肪含量高于一般鱼类，且多为不饱和脂肪酸，具有降低胆固醇的作用，补益且健康。带鱼含有丰富的镁元素，常吃带鱼除了对心血管系统有很好的保护作用之外，还有养肝补血、泽肤养发、健美的功效。

良方妙方

1.病后体虚：带鱼、糯米各适量，加调味品，蒸熟内服。

2.产后乳汁缺乏：鲜带鱼250克，番木瓜250~500克（削皮挖瓤，切块），同煮汤，用食盐调味食用。

3.肝炎：鲜带鱼蒸熟后上层油食用，不限量。

4.呃逆：带鱼火烧存性，研末，用量2~5克。

食用功效

带鱼具有补虚、解毒、止血之功效，常用于病后体虚，产后乳汁不足，疮疖痈肿，外伤出血。带鱼全身的鳞和银白色油脂层中还含有一种抗癌成分，对辅助治疗白血病、胃癌、淋巴肿瘤等有益。

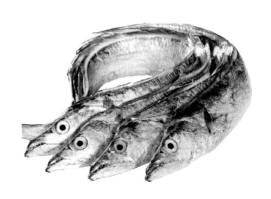

注意事项

带鱼属动风发物，凡患有疥疮、湿疹等皮肤病或皮肤过敏者及红斑性狼疮、痈疖疔毒和淋巴结核、支气管哮喘等患者不宜食用。此外，服异烟肼时以及身体肥胖者不宜多食。

经典论述

1.《食物中药与便方》："带鱼，滋阴、养肝、止血。急慢性肠炎患者蒸食，能改善症状。"

2.《本草从新》："补五脏，去风杀虫。"

3.《食物宜忌》："和中开胃。"

4.《随息居饮食谱》："暖胃，补虚，泽肤。"

养生食谱

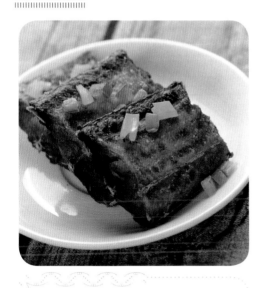

◆ 香酥带鱼

主　料：带鱼300克，鸡蛋1个。

调　料：花生油、精盐、淀粉、面粉、五香粉、椒盐、胡椒粉、白酒、姜片各适量。

做　法：

1.将带鱼洗净切成块，放入盆内，用盐和少量白酒、姜片腌制20分钟左右。

2.将腌制好的带鱼沥干水分。

3.将鸡蛋、淀粉、面粉、五香粉、胡椒粉和少许盐调制成糊待用。

4.锅内放油烧至七成热时，将挂好糊的带鱼一块一块地放入油中炸至金黄即可。

5.摆盘，洒上少许椒盐即可。

◆ 红枣带鱼粥

主　料：糯米50克，带鱼60克。

辅　料：红枣5个。

调　料：调味料、葱花、姜末各适量。

做　法：

1.糯米洗净，泡水30分钟，带鱼切块，沥干水分备用。

2.红枣、糯米加水熬成稠粥，放入带鱼烫熟，再拌入调味料，装碗后撒上葱花、姜末即可。

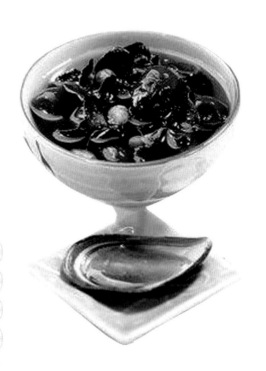

鲫鱼

活血调经易吸收

别　　　名	河鲫、鲫瓜子、童子鲫。
性味归经	味甘，性平；归脾、胃、大肠经。
建议食用量	每次约100克。

营养成分

蛋白质、脂肪、氨基酸、维生素 A、维生素 B_1、维生素 B_2、维生素 B_{12}、烟酸、硫胺素、核黄素、磷、钙、铁等。

调经功效

中医认为，鲫鱼具有良好的活血通络的功效，是调理月经的常用淡水鱼类。

良方妙方

1. 月经不调：鲫鱼去鳞去内脏，洗净，用温水熬成鱼鳞胶，每次服30克，用温酒兑水化服。

2. 妇人血崩：鲫鱼1条，长五寸者。去肠，入血竭、乳香在内，绵包，烧存性，研末。每服15克，热酒调服。

3. 妊娠水肿：活鲫鱼1条（约500克），去鳞及肠杂洗净，煮半熟，加黄酒30毫升，清炖，吃鱼喝汤。每日1次。

食用功效

鲫鱼所含的蛋白质、氨基酸种类

齐全，易于消化吸收，是肝肾疾病、心脑血管疾病患者的良好蛋白质来源，常食可增强抗病能力；鲫鱼有健脾利湿、和中开胃、温中下气之功效，对脾胃虚弱、水肿、溃疡、糖尿病有很好的滋补食疗作用；鲫鱼肉嫩味鲜，可做粥、做汤、做菜、做小吃等，尤其适合做汤，鲫鱼汤不但味香汤鲜，而且具有较强的滋补作用，非常适合月经不调的女性食用。

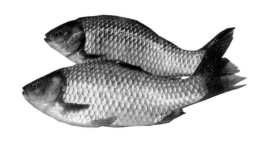

注意事项

鲫鱼补虚，诸无所忌。但感冒发热期间不宜多吃。

经典论述

1.《医林纂要》："鲫鱼性和缓，能行水而不燥，能补脾而不濡，所以可贵耳。"

2.《本草经疏》："鲫鱼调味充肠，与病无碍，诸鱼中唯此可常食。"

3.《本草图经》："鲫鱼，性温无毒，诸鱼中最可食。"

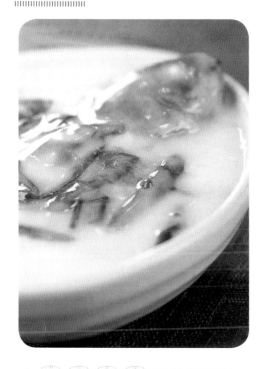

◆ 木耳清蒸鲫鱼

主　料：黑木耳 100 克，鲫鱼 300 克。

调　料：料酒、盐、白糖、姜、葱、植物油各适量。

做　法：

1.将鲫鱼去鳃、内脏、鳞，冲洗干净；黑木耳泡发，去杂质，洗净，撕成小碎片；姜洗净，切成片；葱洗净，切成丝。

2.将鲫鱼放入大碗中，加入姜片、葱丝、料酒、白糖、植物油、盐腌渍半小时。

3.鲫鱼上放上碎木耳，上蒸锅蒸 20 分钟即可。

◆ 莼菜鲫鱼汤

主　料：鲫鱼 500 克，莼菜 200 克。

调　料：植物油、盐、料酒、味精、胡椒粉各适量。

做　法：

1.鲫鱼去鳞、鳃、内脏，洗净；莼菜洗净，去杂质，沥干。

2.锅中下油，将鲫鱼两面煎黄，烹入料酒，加水煮开，大火煮 20 分钟，加入莼菜、盐、味精、胡椒粉，小火再煮约 5 分钟即可。

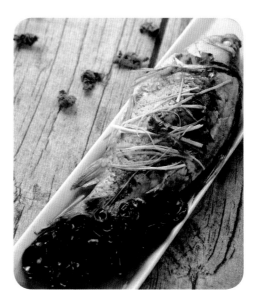

红糖

女人的补血佳品

别　　　　名　赤沙糖、片黄糖。

性味归经　味甘甜，性温润；归
　　　　　　肝、脾经。

建议食用量　每日30克。

营养成分

苹果酸、核黄素、胡萝卜素、烟酸、锰、锌、钙、铁、铬等。

调经功效

《本草纲目》载，红糖有化瘀生津、散寒活血、暖胃健脾、缓解疼痛的功效。月经期喝红糖水可让身体温暖，增加能量，活络气血，加快血液循环，月经也会排得较为顺畅。

良方妙方

1. 月经先期量多：茶叶、红糖各适量。煮浓茶1碗，去渣，放红糖溶化后饮。每日1次。可清热、调经。

2. 经期紊乱：红高粱花、红糖各适量，水煎，分2次饮服。适宜于月经提前、经量多而鲜红者。

3. 经期推迟：鸡蛋2个，红糖60克，将红糖加水少许煎开，然后打入鸡蛋至半熟即成。适用于血虚型者（经期推迟，量少色淡，头晕心悸，面色苍白或萎黄，舌淡，脉细弱）。

食用功效

红糖含有95%左右的蔗糖，保留了较多甘蔗的营养成分，也更加容易被人体消化吸收，因此能快速补充体力、增加活力，所以又被称为"东方的巧克力"。每100克红糖含钙90毫克，含铁4毫克，还含有少量的核黄素及胡萝卜素。日本科研人员还从红糖中提取了一种叫作"糖蜜"的多糖，实验证明它具有较强的抗氧化功效，对于抗衰老有明显的作用。

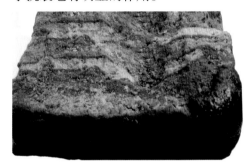

食用注意

糖尿病、便秘、口舌生疮的患者忌食。另外，在服药时，也不宜用红糖水送服。

经典论述

1. 《医林纂要》："暖胃，补脾，缓肝，去瘀，活血，润肠。"

2. 《随息居饮食谱》："散寒活血，舒筋止痛。"

3. 《本草求真》："经火煅炼，性转为温，色变为赤，与蔗又似有别，故能行血化瘀，是以产妇血晕，多有用此与酒冲服，取其得以入血消瘀也。"

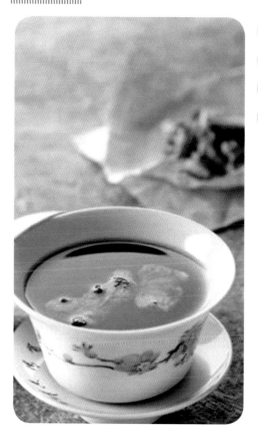

◆ 紫苏姜糖茶

配　方：紫苏叶 10 克，生姜 5 片，红糖适量。

做　法：将上述材料放入杯中，冲入沸水，盖盖子闷泡约 3 分钟后饮用。

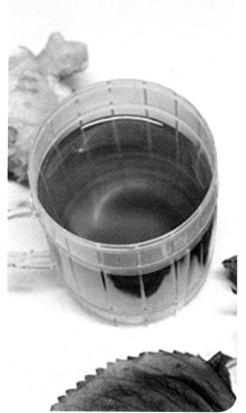

◆ 干姜红糖茶

配　方：干姜 2 片，红糖 15 克。

做　法：将干姜、红糖一起放入杯中，倒入沸水，盖盖子闷泡约 5 分钟后饮用。

第二节　补气理气类食物

南瓜

●❈ 补中益气能排毒

别　　　名　倭瓜、饭瓜、北瓜。

性味归经　味甘，性温；归脾、
　　　　　　胃经。

建议食用量　每次200~500克。

营养成分

蛋白质、膳食纤维、碳水化合物、烟酸、维生素A、维生素C、氨基酸、果胶、胡萝卜素、钙、钾、镁、铁、钴、铬等。

调经功效

南瓜中多种营养成分，能有效促进机体细胞的修复和发育，增强人体免疫功能。其中丰富的钴，能促进人体的新陈代谢和造血功能。

良方妙方

1.糖尿病：南瓜250克，煮汤服食。每天早晚餐各1次，连服1个月。

2.虚劳内热：秋后南瓜藤，齐根剪断，插瓶内，取汁服。

3.产后乳少：生南瓜子仁15克，捣泥，开水送服。每天1次，连服3~5天。

4.乳腺癌：将南瓜蒂烧炭存性，研为末。每次2个量，用黄酒冲服。早晚各服1次。

5.习惯性流产：将南瓜蒂放瓦上烧灰存性，研末，自受孕两月起，每个月1个，拌入炒米粉内同食。

食用功效

现代研究发现，人体缺乏微量元素钴是导致高血脂、冠心病、糖尿病的原因之一。每公斤南瓜中钴的含量高达126毫克，居各类粮食、蔬菜的首位。因此经常服食南瓜，能增加体内胰岛素释放量，促使糖尿病患者胰岛素分泌正常化，对降低血糖有意想不到的疗效。

南瓜中的纤维素含有丰富的果胶。果胶进入人体后，可以和多余的胆固醇黏结在一起排出体外，降低血清中胆固醇含量，起到防治动脉粥样硬化的作用。

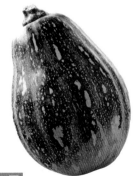

注意事项

南瓜性温，胃热炽盛者、湿热气滞者少吃。

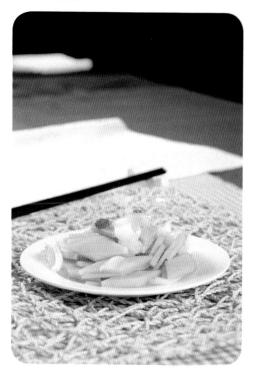

◆ 蜂蜜芝士烤南瓜

主　料：南瓜 350 克。

辅　料：芝士 30 克。

调　料：蜂蜜 20 毫升。

做　法：

1.将南瓜去皮改刀成长 6 厘米、宽 4 厘米的长方块，入烤箱烤 20 分钟，使其外干内软。

2.烤好的南瓜上刷上蜂蜜放入芝士片再烤 5 分钟，芝士片软化上色即可。

◆ 百合炒南瓜

主　料：南瓜 300 克。

辅　料：百合 50 克。

调　料：盐 4 克，鸡粉 3 克，水淀粉 10 毫升。

做　法：

1.将南瓜去皮改刀成象眼片，百合去根洗净备用。

2.将南瓜和百合分别焯水。

3.锅内放入少许的油，放南瓜、百合加盐、鸡粉炒熟勾少许芡即可。

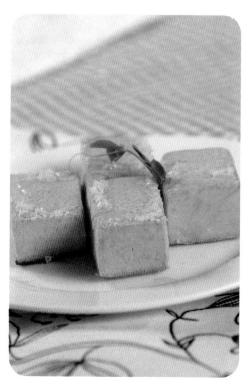

山药

最佳的补脾良药

别　　　名　薯蓣、山芋、山蓣。

性味归经　味甘，性平；归肺、脾、肾经。

建议食用量　每餐100~250克。

营养成分

粗蛋白质、粗纤维、淀粉、灰分、糖、钾、磷、钙、镁、铁、锌、铜、锰等。

调经功效

山药含有淀粉酶、多酚氧化酶等物质，有利于脾胃消化吸收，是平补脾胃的药食两用之品。山药含有多种营养素，有强健机体、滋肾益精的作用。肾、脾这两个脏器与月经不调有密切关系。

良方妙方

1.月经不调：生山药、生薏苡仁、粳米各100克，龙眼肉15克。先将薏苡仁和粳米煮熟，再将去皮捣碎的生山药和龙眼肉放入同煮为粥。健脾益气、双补心脾，月经期食用，有助气血恢复。

2.月经过少：当归、川芎、佛手、益母草、枸杞子、山药。以上6味加鸡肉或猪肉，炖汤。

3.带下：山药、花生仁、白术各250克，红糖200克。先将前3味药炒焦并共研成细末，再调入红糖，备用。每日3次，每次30克。

食用功效

山药在我国各地均有出产，而以河南新乡地区古怀庆产的怀山药为最佳，怀山药质地坚实，粉足洁白，补而不腻，香而不燥。历代医家盛赞山药为"理虚之要药"。山药食用，烹可为肴，碾粉蒸可为糕，多做甜食；既可以切片煎汁当茶饮，又可以轧细煮粥喝。

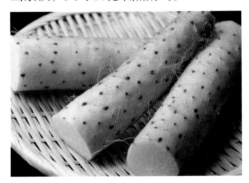

注意事项

山药烹调的时间不要过长，因为久煮容易使山药中所含的淀粉酶遭到破坏，降低其健脾、帮助消化的功效，还可能同时破坏其他不耐热或不宜久煮的营养成分，造成营养素的流失。

经典论述

1.《神农本草经》："味甘、温。主伤中补虚，除寒热邪气，补中益气力，长肌肉，久服耳目聪明。"

2.《食疗本草》："治头痛，助阴力。"

3.《日华子本草》："助五脏，强筋骨，长志安神，主泄精健忘。"

养生食谱

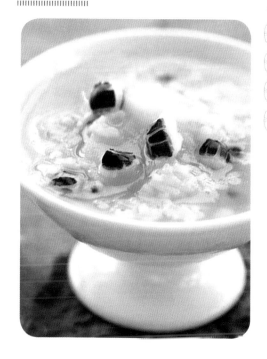

◆ 蓝莓酱拌鲜山药

主　料：山药 200 克，蓝莓酱 50 克。

做　法：山药去皮切条，飞水至熟，冷水冲凉，调蓝莓酱拌匀即可。

◆ 薏米山药粥

主　料：薏米 80 克，山药 150 克。

辅　料：小枣 20 克。

调　料：冰糖适量。

做　法：

1.薏米、小枣洗净。

2.山药去皮切小滚刀块。

3.先将薏米倒入锅中加水烧开，转小火 30 分钟后加入山药、小枣，用小火慢熬，等食物煮烂加入冰糖即可。

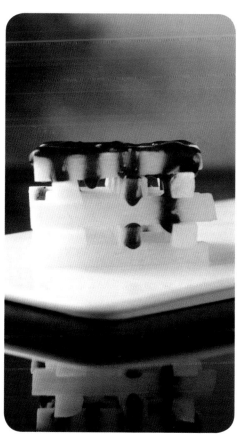

香菇

和中调经的"食用菌皇后"

别　　　名　香蕈、花菇、冬菇。

性味归经　味甘，性平；归脾、
　　　　　胃经。

建议食用量　每餐约50克。

营养成分

蛋白质、脂肪、碳水化合物、香菇多糖、叶酸、膳食纤维、氨基酸、核黄素、烟酸、维生素C、钙、磷、钾、钠、镁、铁等。

调经功效

香菇是一种高蛋白、低脂肪的健康食品，能够补充经期流失的血红蛋白，保持机体所需营养，适合月经不调患者食用。

良方妙方

1.功能性子宫出血：杨树蕈焙干研末，每服3克，温水送下，日服2次。

2.冠心病：香菇50克，大枣7~8枚，共煮汤食。

3.痔疮出血：香菇焙干研末，每次3克，温开水送服，日2次。

4.脾胃虚弱、食少纳呆、食后胸腹胀满、四肢倦怠无力：干香菇10克，调料适量，按常法烧汤食用。

食用功效

香菇的维生素含量比西红柿、胡萝卜还高，香菇中含有多达18种氨基酸，尤以赖氨酸和精氨酸的含量最丰富，是人体补充氨基酸的首选食品。香菇中含丰富的维生素D原，这种物质进入人体后，经日光照射可转变成为维生素D，所以香菇是补充维生素D的重要食品，经常食用可预防孕妇及产妇的骨质软化症等，同时还有助于增强人体对疾病的抵抗力和感冒的治疗。

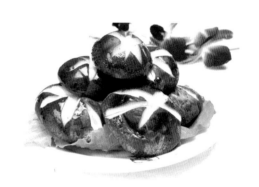

注意事项

香菇为动风食物，顽固性皮肤瘙痒症患者忌食；脾胃寒湿气滞者忌食。

经典论述

1.《本草求真》："香蕈味甘性平，大能益胃助食，及理小便不禁。"

2.《本草逢原》："大益胃气。"

3.《现代实用中药》："为补偿维生素D的要剂，预防佝偻病，并治贫血。"

养生食谱

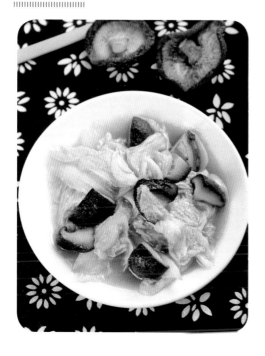

◆ 香菇豆腐

主 料：香菇150克。

辅 料：豆腐150克，清汤100毫升，葱、姜各5克。

调 料：盐2克，香油3毫升，鸡粉2克，胡椒粉适量。

做 法：

1.将鲜香菇洗净去根，加葱、姜、清汤煮熟捞出切成粒备用。

2.豆腐切成方块加盐、鸡粉、清汤煨入味。

3.香菇粒加盐、鸡粉、胡椒粉、香油调好味撒在豆腐上拌匀即可。

◆ 冬菇烧白菜

主 料：白菜200克，冬菇30克。

调 料：盐、植物油、葱、姜、高汤各适量。

做 法：

1.冬菇用温水泡发，去蒂，洗净；白菜洗净，切成段；葱、姜分别洗净，切成末。

2.锅置火上，放适量植物油烧热后，下葱末、姜末爆香，再放入白菜段炒至半熟后，放入冬菇和高汤，转中火炖至软烂，加盐调味即可。

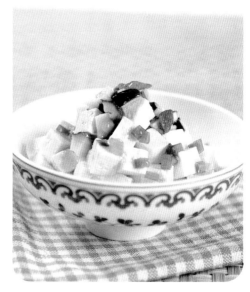

小米

滋补健胃安神

别　　　名　粟米、谷子、黏米。

性味归经　味甘，性微寒；归
胃经。

建议食用量　每餐50~80克。

营养成分

蛋白质、脂肪、碳水化合物、糖类、胡萝卜素、维生素 A、维生素 B_1、维生素 B_{12}、维生素 C、维生素 D、钙等。

调经功效

小米中含蛋白质及脂肪量较高，蛋白质中含大量谷氨酸、脯氨酸、丙氨酸和蛋氨酸，有补益作用，是月经不调者的滋补保健佳品。小米含有大量的糖类，能有效缓解经期精神压力、紧张、乏力等。

良方妙方

1.脾胃虚弱，食不消化，呕逆反胃：粟米半升，捣如粉，水和丸如梧子大，煮令熟，点少盐，空腹和汁吞下。

2.胃热消渴：粟米煮饭。

3.反胃：粟米磨成粉，做成梧桐子大小，每次煮熟后服 6~10 克，加少量盐吞服。

4.腹痛：锅巴烧焦研末，用温水送服 5 克，每日服 3 次。

5.失眠：用莲子、龙眼、百合配小米熬粥，有助睡眠。

食用功效

一般粮食含胡萝卜素较少，而小米每 100 克中含量达 100 微克，维生素 B_1 的含量也非常高。因此，对于月经先期、月经过多的患者来说，小米是理想的调补品。

小米中含有多种维生素和矿物质，能抑制血管收缩，有效降压，防治动脉硬化，同时，还可健脾益气、补虚、降脂降糖。

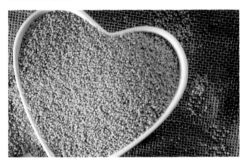

注意事项

气滞者忌用；素体虚寒、小便清长者少食。

经典论述

1.《本草纲目》："粟米味咸淡，气寒下渗，肾之谷也，肾病宜食之，虚热消渴泻痢，皆肾病也，渗利小便，所以泄肾邪也，降胃火，故脾胃之病宜食之。"

2.《本草衍义补遗》："粟，陈者难化。所谓补肾者，以其味咸之故也。"

3.《随息居饮食谱》："粟米功用与籼米略同，而性较凉，病人食之为宜。"

养生食谱

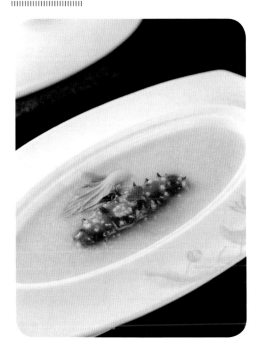

◆ 小米南瓜粥

主　料:小米 100 克,南瓜 20 克。

做　法：

1.小米洗净，南瓜去皮剔瓤，切成半寸见方的丁状或片状。

2.把小米和南瓜丁一起放入锅中，加适量清水，大火煮开后，小火煲约 30 分钟，熬出的粥色泽金黄即可。

◆ 小米炖辽参

主　料：辽参 1 条，小米 25 克。

辅　料：清汤 1000 毫升，浓汤 850 毫升，料酒 20 毫升。

做　法：

1.将发好的辽参，用加了料酒的水汆两遍,然后用清汤煨制入味，待用。

2.小米放在浓汤中炖成粥状，待用。

3.将炖好的辽参放入小米浓汤粥中，上火再蒸 10 分钟即可。

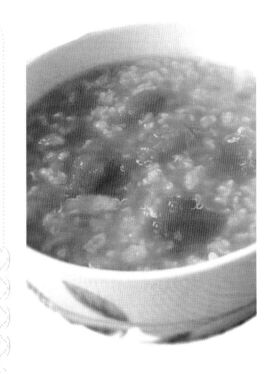

核桃仁

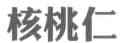

补气血之源

别　　　名	山核桃、胡桃。
性味归经	味甘，性温；归肾、肺、大肠经。
建议食用量	每次50~100克。

营养成分

蛋白质、脂肪、碳水化合物、纤维素、烟酸、泛酸、叶酸、维生素 B_2、维生素 B_6、维生素 E、钾、铜、镁、铁等。

调经功效

核桃是一种难得的高脂肪补养品，其中的核桃油可使体重增长，人血白蛋白增加，而血胆固醇水平升高却较慢。核桃中含有较多的蛋白质和人体必需的不饱和脂肪酸，也能起到很好的补益调养作用。

良方妙方

1. 肾阳虚型月经过少：核桃10枚，取肉捣成泥状，用人参6克研末水煎，冲服核桃肉。

2. 肾阴虚型月经不调：枸杞子30克，核桃仁、栗子仁、粳米各100克。将上述诸物放入锅中，加适量水煮粥。早、晚食用。

3. 肠燥便秘：核桃仁4~5枚，于睡前拌少许蜜糖服食。

4. 尿路结石：核桃仁120克，冰糖120克，以香油炸酥核桃仁，共研为细末，每次用30~60克，日服2~3次，用温开水送下。

5. 神经衰弱：核桃仁、黑芝麻各30克，桑叶60克，共捣烂如泥为丸（每丸重3克），每次3丸，每日2次。

食用功效

核桃与杏仁、榛子、腰果并称为"世界四大干果"。核桃仁有防止动脉硬化、降低胆固醇的作用；核桃仁含有大量维生素 E，经常食用有润肌肤、乌须发的作用，可以令皮肤滋润光滑，富于弹性；当感到疲劳时，嚼些核桃仁，有缓解疲劳和压力的作用；核桃仁中钾含量很高，适合高血压患者食用。

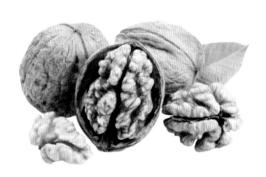

注意事项

腹泻、阴虚火旺、痰热咳嗽、便溏腹泻、内热盛及痰湿重者均不宜食用。

经典论述

《本草拾遗》："食之令人肥健。"

养生食谱

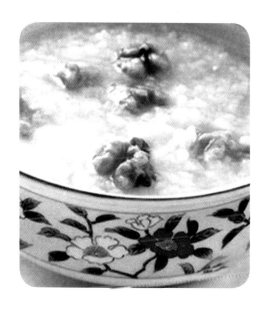

◆ 酱爆桃仁鸡丁

主　料：鸡丁300克，核桃仁100克。

调　料：甜面酱15克，味精2克，白糖15克，香油2毫升，料酒、植物油各适量。

做　法：

1.鸡丁上浆滑油备用。

2.核桃仁轻炸熟备用。

3.锅内放油加入甜面酱、盐、白糖、味精、料酒调好口味，放入鸡丁、核桃仁翻炒均匀，淋香油即可。

◆ 核桃仁粥

主　料：核桃仁、粳米各100克。

调　料：白糖少许。

做　法：核桃仁捣碎，和洗净的米一起加水煮成粥即可。

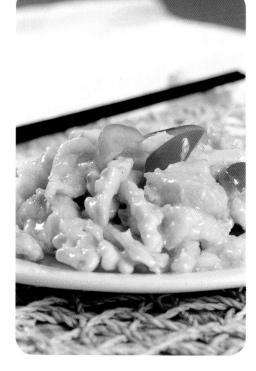

牛肉

补气补力强免疫

性味归经 味甘，性平；归脾、胃经。

建议食用量 每餐80克。

营养成分

蛋白质、脂肪、碳水化合物、膳食纤维、维生素A、维生素C、胡萝卜素、氨基酸、肌氨酸、烟酸、钙、磷、钾、钠、镁、铁等。

调经功效

牛肉中的肌氨酸含量比其他肉类食品都高，它对增长肌肉、增强力量特别有效，有利于缓解月经不调出现的神疲体乏的症状。

良方妙方

1.体虚乏力：牛肉100克切成薄片，与大米煮粥，加五香粉和盐少许调味，温热食之。

2.虚弱少气，脾虚等证：黄牛肉500克，糯米、白萝卜各60克，葱、姜、味精、盐少许，加水煮粥。

3.妊娠水肿：牛肉250克，赤小豆200克，花生仁150克，大蒜25克，红辣椒3枚（干品）。将牛肉、赤小豆、花生仁、大蒜、红辣椒放锅内加水适量，煲至极烂，空腹温服。分2次服。

4.带下：牛角胎（牛角内的嫩骨）烧存性，研细末，红糖水送服，每次3~6克，日2次。

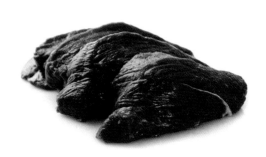

食用功效

牛肉脂肪含量低，蛋白质含量较高，而且味道鲜美，营养成分易于被人体消化吸收，因而深受人们的喜爱。牛肉富含蛋白质，其氨基酸组成比猪肉更接近人体需要，能提高人体抗病能力，对青少年生长发育有利，并能为术后、病后调养的人补充失血、修复组织；寒冬食牛肉可暖胃，是该季节的补益佳品；牛肉有补中益气、滋养脾胃、强健筋骨、化痰息风、止渴止涎之功效。

注意事项

感染性疾病、肝病、肾病者慎食，患疮疥湿疹、痘痧、瘙痒者慎用，内热盛者禁忌食用。

经典论述

《名医别录》："主消渴，止泻，安中益气，养脾胃。"

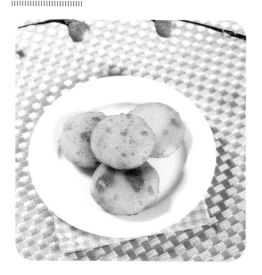

◆ 土豆牛肉泥饼

主　料：瘦牛肉馅 250 克，土豆 500 克。

辅　料：糯米粉 300 克，葱 5 克，姜 3 克。

调　料：盐 6 克，料酒、香油各 3 毫升，味精 3 克，胡椒粉 2 克，五香粉 5 克，大豆油 20 毫升。

做　法：

1.土豆洗净蒸熟后去皮碾成泥，加糯米粉揉匀。

2.牛肉馅加葱、姜、盐、味精、料酒、五香粉、胡椒粉、香油调好味做成馅。

3.用土豆糯米泥包入牛肉馅压扁，在平锅内加大豆油煎成两面金黄，熟了即可。

◆ 胡萝卜牛肉汤

主　料：牛腩 300 克，山楂 2 个，胡萝卜 100 克。

调　料：植物油、姜片、葱段、料酒、盐、清汤各少许。

做　法：

1.牛腩洗净切块，焯水；胡萝卜洗净切块，过油；山楂洗净。

2.砂锅放清汤、牛腩块、山楂、姜片、葱段、料酒焖煮 2 小时，放胡萝卜块再焖煮 1 小时，加盐调味即可。

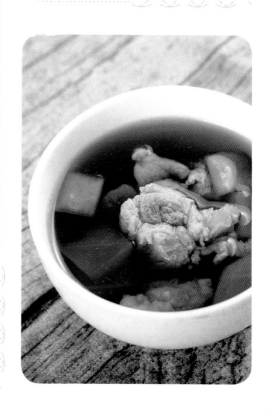

羊肉

益气补虚暖肾阳

性味归经 味甘，性温、热；归脾、胃、肾、心经。

建议食用量 每次125~250克。

营养成分

蛋白质、脂肪、维生素A、维生素B、维生素C、烟酸、钙、磷、铁等。

调经功效

羊肉的蛋白质、钙、铁、维生素C的含量均较猪肉、牛肉高，而这些物质是人体气血生化之源，因此羊肉补益的效果是常用家畜肉中的佼佼者。

良方妙方

1.月经不调：羊肉500克，生姜20克，加适量水煮至烂熟，调味，饮汤食肉。适用于血寒型者（月经推迟、量少、色紫黯，小腹冷痛，畏寒肢冷，舌淡苔白，脉沉紧）。

2.月经后延：当归、生姜各10克，羊肉片100克，加水同煮，熟后加盐，饮汤食肉。适宜于月经后延、量少、腹冷痛等症。

3.月经量少：当归、黄芪各30克，生姜60克，羊肉250克，将羊肉切块，生姜切丝，当归、黄芪用布包好入锅，加水炖烂，去药渣，调味后吃肉喝汤。

适用于气血不足者（面色萎黄，头晕耳鸣，心悸气短，疲倦乏力，舌淡，脉细弱）。

食用功效

羊肉性味甘热，历来作为补阳佳品，尤以冬月食之为宜。它的热量比牛肉高，冬天吃羊肉可促进血液循环，以增温御寒，因此，体弱者、阳气虚而手足不温者吃羊肉有益。

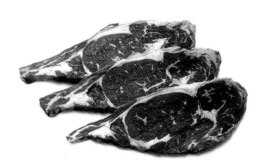

注意事项

外感时邪或有宿热者禁服。

经典论述

1.《本草纲目》："羊肉补中益气，性甘，大热。"

2.《医学发明》："补可去弱，人参、羊肉之属也。夫人参之甘温，能补气之虚；羊肉之甘热，能补血之虚；羊肉，有形之物也，能补有形肌肉之气。凡气味与人参、羊肉同者，皆可以补之。故云属也。人参补气，羊肉补形，形气者，有无之象也。"

养生食谱

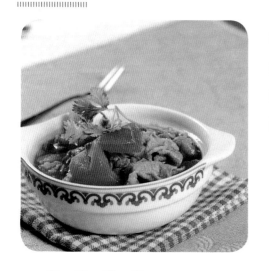

◆ 干姜羊肉汤

主　料：羊肉 150 克，干姜 30 克。

调　料：盐、葱末、花椒粉各适量。

做　法：羊肉切块焯水，与干姜共炖至肉烂，调入盐、葱末、花椒粉即可。

◆ 番茄豆花小肥羊

主　料：小肥羊肉片 250 克，番茄 100 克，嫩豆腐 150 克。

调　料：葱、姜各 10 克，番茄沙司 25 克，盐 4 克，鸡粉 3 克，糖、胡椒粉各 2 克，鸡汤、植物油、酱油各适量。

做　法：

1.番茄改刀成滚刀块，嫩豆腐用勺挖成块。

2.将嫩豆腐焯水放入汤碗中，小肥羊肉放入开水中烫一下，放在豆腐上。

3.锅内放入少许的油，煸香葱、姜，放入番茄沙司和番茄块煸炒出红油，加酱油、鸡汤、盐、糖、胡椒粉、鸡粉调好味淋入碗中即可。

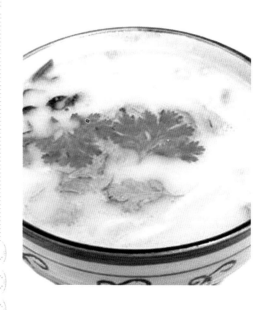

黄鱼

开胃益气，暖中填精

别　　　名　黄花鱼、石首鱼、大王鱼。

性味归经　味甘，性平；归胃、肾经。

用法用量　每日30~50克。

营养成分

蛋白质、脂肪、碳水化合物、维生素 B_1、维生素 B_2、烟酸、硒、钙、磷、铁等。

调经功效

黄鱼含有丰富的蛋白质、矿物质和维生素，对虚寒型的月经不调或因长期的月经不调造成体虚的女性均有良好的补益作用。

良方妙方

1. 高脂血症：黄鱼胆1个，虎耳草15克，山楂根、茶树根各50克，大枣5枚，共煎服。每日1剂，分2次服。

2. 小便不通：鱼脑石末，水服10克，每日3次。

3. 肺结核：鱼鳔、怀山药各适量，煎服。

4. 肾亏腰痛：鱼鳔胶、鹿角片等量，砂锅炒至色黄松脆，共研细末，以黄酒或葡萄酒送服，每次3克，日2~3次。

功用疗效

黄鱼含有丰富的微量元素硒，能清除人体代谢产生的自由基，可延缓衰老，并对各种癌症有防治功效。中医认为，黄鱼有健脾开胃、安神止痢、益气填精之功效，对贫血、失眠、头晕、食欲不振及妇女产后体虚有良好疗效。

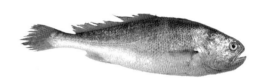

注意事项

黄鱼是发物，哮喘患者和过敏体质的人慎食；黄鱼不可与荞麦同食，令人失声；不能与中药荆芥同食。

经典论述

《中华本草》："益气健脾，补肾，明目，止痢。主病后、产后体虚，乳汁不足，肾虚腰痛，水肿，视物昏花，头痛，胃痛，泻痢。"

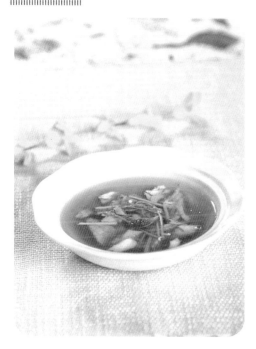

◆ 醋香黄鱼羹

主　料： 大黄鱼肉 300 克。

辅　料： 荸荠 30 克，枸杞子 10 克，豆苗 5 克。

调　料： 米醋 15 毫升，盐 6 克，鸡粉 5 克，水淀粉 20 毫升，鲜鸡汤 500 毫升。

做　法：

1.黄鱼肉洗净切粒，荸荠洗净切粒备用。

2.锅内放入鲜鸡汤，加入黄鱼、荸荠、米醋、盐、鸡粉，放入枸杞子、豆苗烧开勾芡出锅即可。

◆ 醋熘黄鱼丸

主　料： 黄鱼肉 350 克。

辅　料： 水发木耳 35 克，香菜 10 克，葱丝 5 克，蛋清 1 个，淀粉 5 克。

调　料： 盐、鸡粉、葱姜各 5 克，米醋 5 毫升，料酒 10 毫升，香油 2 毫升，胡椒粉 2 克。

做　法：

1.黄鱼去皮去骨洗净，用刀刮出鱼茸放入容器中。

2.鱼茸加盐、味精、料酒、蛋清、淀粉顺时针搅拌上劲放冷藏柜中放 20 分钟。

3.打好的鱼胶放入开水余成鱼丸备用。

4.锅中留底油煸香葱、姜，淋料酒加盐、味精、胡椒粉调口味，勾芡淋香油后放香菜、葱丝即可。

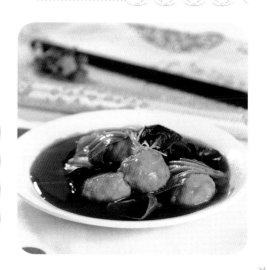

第三节　滋阴类食物

银耳

滋阴和血的"菌中之冠"

别　　　名	白木耳、雪耳、白耳子、银耳子。
性味归经	味甘，性平；归肺、胃、肾经。
建议食用量	干银耳每次约15克。

营养成分

蛋白质、碳水化合物、脂肪、粗纤维、胶质、银耳多糖、维生素D、B类维生素、硒等。

调经功效

银耳含有多种氨基酸和酸性异多糖等化合物，不但营养高，而且具有较高的药用价值，被人们誉为"菌中之冠"。中医认为，银耳具有滋阴清热、润肺止咳、益气和血、消除疲劳等功能。常用于虚劳咳嗽、妇女崩漏、神经衰弱、心悸失眠等。

良方妙方

1. 崩漏或者月经过多：银耳、冰糖文火煨烂，食用。

2. 胃热津亏月经过少：北沙参、山药、石斛、荷叶，以上4味加银耳、冰糖，炖汤。

3. 咳嗽、咯血：银耳研末，每次服5~10克，日服2~3次。

食用功效

银耳含有维生素D，能防止钙的流失，对生长发育十分有益，并富含酸性多糖和硒等微量元素，可以增强人体抗肿瘤的能力；银耳中的天然植物性胶质，有滋阴作用，长期服用可以润肤，并有祛除脸部黄褐斑、雀斑的功效；银耳中的膳食纤维可助肠胃蠕动，减少脂肪吸收，从而达到减肥的效果；银耳能提高肝脏解毒能力，起到保肝作用，对慢性支气管炎、肺源性心脏病也有一定疗效，还能增强肿瘤患者对放疗、化疗的耐受力。

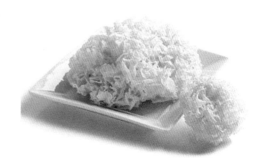

注意事项

银耳宜用沸水泡发，泡发后应去掉未发开的特别是那些呈淡黄色的部分。冰糖银耳含糖量高，睡前不宜食用，以免血黏度增高。

养生食谱

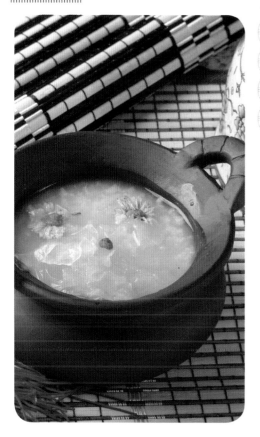

◆ 百合银耳粥

主　料：百合30克，银耳10克，大米50克。

调　料：冰糖适量。

做　法：将银耳发开洗净，同大米、百合放入锅中，加清水适量，文火煮至粥熟后，冰糖调服即可。

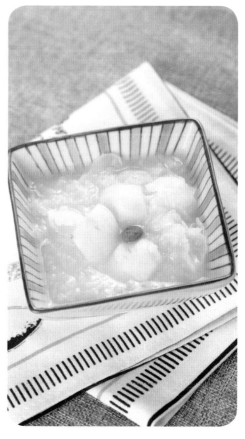

◆ 菊花银耳粥

主　料：菊花30克，银耳50克，糯米100克。

调　料：白糖10克。

做　法：菊花洗净，开水锅中放入糯米，小火煮20分钟，将银耳与菊花放入，待粥煮至黏稠后放白糖搅匀即可。

黑豆

豆类养生之王

别 名	黑黄豆、乌豆、料豆。
性味归经	味甘，性平；归脾、肾经。
建议食用量	每餐约30克。

营养成分

蛋白质、脂肪、维生素、氨基酸、皂苷、黑豆色素、黑豆多糖、异黄酮、锌、铜、镁、钼、硒、氟等。

调经功效

黑豆含有丰富的异黄酮，异黄酮结构与女性的雌激素相似，有一定的调节女性内分泌系统的功效，从而起到调经作用。

良方妙方

1.月经不调：黑豆60克，红糖适量，水煮黑豆至烂，加糖服用。适用于肾虚者（经来先后无定，量少色淡，腰酸，舌淡苔白，脉沉弱）。

2.月经不顺、经痛：将黑豆炒后研成细末，取黑豆粉30克与苏木12克同熬，水开后加入红糖，温服。

3.经闭：黑豆30克，红花6克，水煎冲红糖100克，温服。

4.产后身痛：将500克黑豆入锅炒至半焦，与20克红枣一起浸入1升黄酒中，半月后去渣饮酒。每天2~3次，每次服20~30毫升。

食用功效

黑豆中蛋白质含量高达36%~40%，含有18种氨基酸，特别是人体必需的8种氨基酸；黑豆还含有不饱和脂肪酸，其不饱和脂肪酸含量达80%，吸收率高达95%以上，除能满足人体对脂肪的需要外，还有降低血液中胆固醇的作用；黑豆中营养元素如锌、铜、镁、钼、硒、氟等的含量都很高，其中的一些微量元素对延缓人体衰老、降低血液黏稠度非常重要。

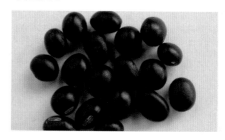

注意事项

肠胃功能不良者不要多吃。

经典论述

1.《本草纲目》："服食黑豆，令人长肌肤，益颜色，填筋骨，加力气。"

2.《本草汇言》："煮汁饮，能润肾燥，故止盗汗。"

3.《本草拾遗》："炒令黑，烟未断，及热投酒中，主风痹、瘫痪、口噤、产后诸风。"

养生食谱

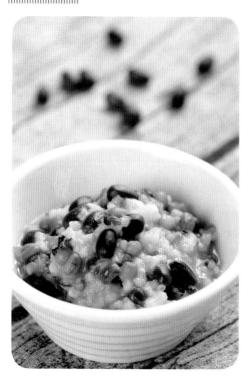

◆ 黑豆山楂杞子粥

主　料：黑豆50克，山楂100克。

辅　料：枸杞子20克。

调　料：红糖20克。

做　法：

1.山楂切碎、去核，与枸杞子、黑豆同入砂锅，加足量水，浸泡1小时至黑豆泡透。

2.用大火煮沸，改小火煮1小时，待黑豆酥烂，加红糖拌匀即可。

◆ 三豆粥

主　料：黑豆、绿豆、赤豆各30克。

调　料：白糖适量。

做　法：取黑豆、绿豆、赤豆各等量混合在一起，用水洗净放入锅内，加适量水，先用大火煮沸，再转小火煮烂，加适量白糖调味即可。

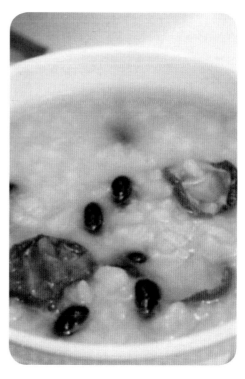

黑芝麻

养血益精补肝肾

别 名	黑油麻、乌芝麻、黑脂麻、巨胜子。
性味归经	味甘，性平；归肝、肾、大肠经。
建议食用量	每天10~20克。

营养成分

蛋白质、脂肪、芝麻素、花生酸、芝麻酚、油酸、棕榈酸、硬脂酸、甾醇、卵磷脂、维生素 A、维生素 B、维生素 D、维生素 E、钙、磷、铁等。

调经功效

黑芝麻中富含大量的脂肪和蛋白质，对月经不调者有良好的补益作用。

良方妙方

1.崩漏：芝麻叶 30~60 克，煎浓汁，以热开水冲服。

2.产后乳少：芝麻炒熟，入盐末少许，进餐时作副食，可增乳汁。

3.中风：黑芝麻 1000~1500 克，洗净去杂质，上锅蒸 2~3 次，干燥后研细，炼蜜为丸，每丸重 3 克，每次服 3 丸，黄酒送下，每日服 3 次。

4.便血：黑芝麻 500 克，蒸熟，每天服 60 克，早晚两次，空腹服。

食用功效

黑芝麻中含有丰富的不饱和脂肪酸，能促进红血细胞的生长，还能保护肝、胃，同时还能补充人体所需要的钙质，可降血压。

芝麻是植物油中的佼佼者，芝麻所含的脂肪酸 85%~90% 为不饱和脂肪酸，易被人体吸收；芝麻中维生素 E 含量丰富，而维生素 E 可增强细胞的抗氧化作用，从而保护人体，延缓衰老。

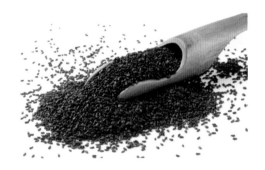

注意事项

患有慢性肠炎、便溏腹泻者忌食。

经典论述

1.《抱朴子》："耐风湿，补衰老。"

2.《神农本草经》："主伤中虚羸，补五内，益气力，长肌肉，填脑髓。"

3.《食疗本草》："润五藏，主火灼，填骨髓，补虚气。"

养生食谱

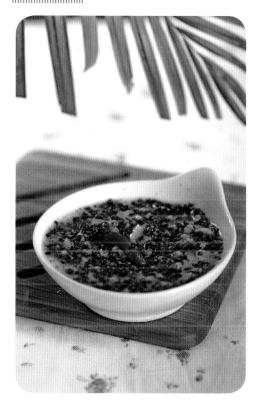

◆ 芝麻淮粉羹

主　料：黑芝麻 30 克，淮山药 50 克。

调　料：白糖 20 克。

做　法：

1.将黑芝麻、淮山药入研制成粉待用。

2.锅中水烧沸下入黑芝麻、淮山药粉搅匀，熬至黏稠加白糖即可。

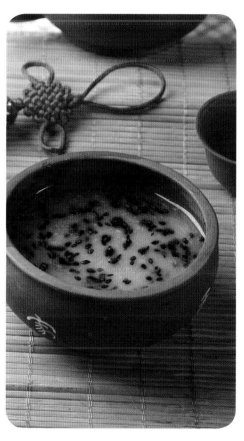

◆ 黑芝麻糊粥

主　料：黑芝麻 10 克，粳米 20 克，蜂蜜适量。

做　法：

1.先将黑芝麻晒干后炒熟研碎。

2.再将粳米加适量的清水入锅煮粥，煮至八成熟时加入炒熟的黑芝麻和蜂蜜，搅拌均匀后稍煮即成。

草莓

❊•清凉止渴的"水果皇后"

别　　　名	大草莓、士多啤梨、红莓、地莓。
性味归经	味甘、酸，性凉；归肺、脾经。
建议食用量	每次10~15个。

营养成分

糖类、纤维素、维生素A、维生素B_1、维生素B_2、维生素C、维生素E、胡萝卜素、天冬氨酸、草莓胺、果胶、纤维素、鞣花酸、花青素、叶酸、铁、钙、铜等。

调经功效

草莓含糖量高，并含有多种果酸、维生素及矿物质等，可增强皮肤弹性，具有增白和滋润保湿的功效。草莓中含有大量果胶及纤维素，可促进肠胃蠕动，帮助消化，改善便秘及月经不调出现的容颜晦暗、皮肤干燥等症状。

良方妙方

1.高血压：新鲜草莓洗净生吃，每次50克，每日3次。或将草莓用白酒渍起来，饮用其汁液。

2.食欲不振、脘腹胀满：鲜草莓10个，洗净，于餐前生食，或鲜草莓250克，洗净，绞汁，分2次饮用。

3.小便涩痛：鲜草莓50克，捣烂，用冷开水冲服，每日2次。

食用功效

草莓对胃肠道和贫血均有一定的滋补调理作用，可以预防维生素C缺乏病；草莓中单宁含量丰富，在体内可吸附和阻止致癌化学物质的吸收，具有防癌作用；草莓中含有天冬氨酸，可以自然平和地清除体内的重金属离子。

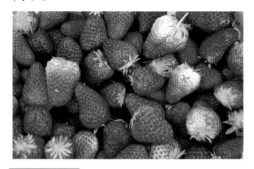

注意事项

食用未洗净的草莓，可能引起恶心、呕吐、腹泻等症状。因此，洗草莓时，应将草莓放在流动的水下冲洗，而且洗前不要摘除果蒂，否则不但味道变差，也会导致维生素C流失。洗净后的草莓可先用盐水浸泡约5分钟，以使细菌等微生物受到抑制。

经典论述

1.《本草纲目》："补脾气，固元气，制伏亢阳，扶持衰土，壮精神，益气，宽痞，消痰，解酒毒，止酒后发渴，利头目，开心益志。"

2.《台湾药用植物志》："清凉止渴，滋养。"

养生食谱

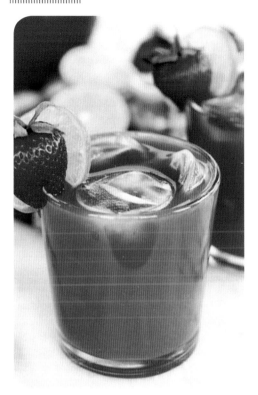

◆ 草莓蜜瓜菠菜汁

主　料：草莓、菠菜、蜜柑各50 克，蜜瓜 120 克。

辅　料：凉开水少许。

做　法：

1.将草莓用淡盐水洗净，去蒂；蜜瓜去皮，切成块；蜜柑剥皮后去籽；菠菜连根洗净备用。

2.将草莓、蜜柑、菠菜、蜜瓜、凉开水放进榨汁机中榨汁即可。

◆ 草莓柠檬汁

主　料：草莓 10 个，柠檬半个。

做　法：

1.草莓洗净，去蒂，在淡盐水中浸泡 10 分钟，再用清水洗净，切成小块。

2.柠檬洗净，切成小块，将草莓和柠檬放进榨汁机中，倒入少量凉开水，榨汁即可。

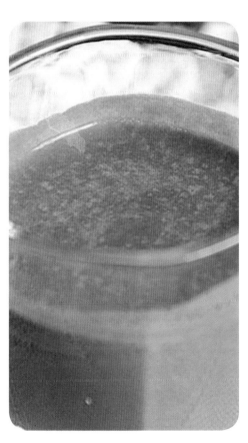

苹果

◆──❖─ 全方位的健康水果

别　　　名	滔婆、奈子、平波。
性味归经	味甘、酸，性平；归脾、肺经。
建议食用量	每天1~2个（200~300克）。

营养成分

蛋白质、脂肪、糖类、粗纤维、胶质、有机酸、胡萝卜素、维生素 B_1、维生素 B_2、维生素 C、烟酸、山梨醇、香橙素、黄酮、镁、硫、铁、铜、碘、锰、锌等。

调经功效

苹果有"活水"之称，是美容之佳品，有生津止渴、润肺除烦等功效。临床研究表明，苹果的香气有助于缓解经期精神紧张。

良方妙方

1.月经不调，憔悴健忘：苹果500克洗净去皮去核切成片，晒干或烘干，最后研成细粉。每次10克，每日2次，温开水冲饮。可补脾止泻，健脑益智，养颜美容。

2.月经不调，产后腹痛，贫血，更年期综合征：将苹果250克洗净去皮切为四片，加少量醋放入水中。锅置火上，加水和苹果煮沸，调白糖适量成苹果酱，用刀将1只烤鸡胸肉切下抹上苹果酱，佐餐食。可益气养血。

3.咽干口渴：鲜苹果1000克，切碎捣烂，绞汁，熬成稠膏，加蜂蜜适量混匀。每次1匙，温开水送服。具有益胃生津、改善胃阴不足的功效。

食用功效

苹果含有大量的粗纤维，常吃可以使肠道内胆固醇减少，滑利肠道，缩短排便时间，协助人体顺利排出废物，减少有害物质对皮肤的危害；苹果中含的多酚及黄酮类天然化学抗氧化物质，可以减少患癌的危险；苹果中含有大量的镁、硫、铁、铜、碘、锰、锌等矿物质，可使皮肤细腻、红润有光泽。

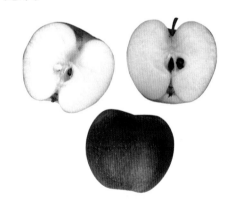

注意事项

吃苹果时最好细嚼慢咽，这样有利于消化和吸收。食欲不好者不要在饭前或饭后马上吃水果，以免影响正常的进食及消化。

养生食谱

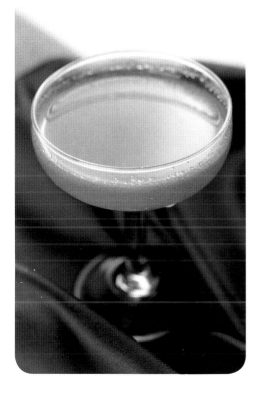

◆ 杏仁苹果豆腐羹

主　料：豆腐3块，杏仁20粒，苹果1个，冬菇4只。

调　料：食盐、植物油、白糖、味精各少许，淀粉适量。

做　法：

1.将豆腐切成小块，置水中泡一下捞出。冬菇洗净，切碎，搅成蓉，和豆腐煮至滚开，加上食盐、植物油、白糖，用淀粉同调成芡汁，制成豆腐羹。

2.杏仁用温水泡一下，去皮；苹果洗净去皮切成粒，同搅成茸。

3.豆腐羹冷却后，加上杏仁苹果糊、味精拌匀，即成杏仁苹果豆腐羹。

◆ 苹果汁

主　料：苹果2个。

做　法：

1.苹果洗净、去皮、去核，切成小块。

2.放入榨汁机，搅打成汁，煮沸即可。

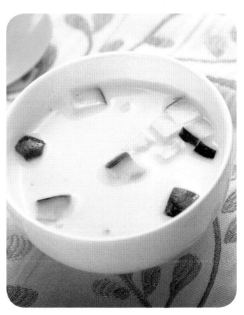

鹌鹑肉

·补益养血的"动物人参"

别　　　名　鹑、鷃、罗鹑。

性味归经　味甘,性平;归大肠、
　　　　　　心、肝、脾、肺、
　　　　　　肾经。

用法用量　鹌鹑1~2只;鹌鹑蛋
　　　　　　2个。

营养成分

蛋白质、卵磷脂、维生素 B_1、维生素 B_2、铁等。

调经功效

鹌鹑是补益佳品,鹌鹑肉的营养价值比鸡肉好,有人称之为"动物人参"。其味鲜美,且易消化吸收,适合于月经不调者食用。

良方妙方

1.肝肾阴虚,腰膝酸痛:鹌鹑1只,枸杞子30克,杜仲9克,水煮去药,食肉喝汤。

2.肾炎水肿:鹌鹑2只,治如常法,加酒少量,不加盐,炖食。每日1次,连用1周。

3.久咳:鹌鹑1只治净,加红糖、黄酒适量,煮熟食肉喝汤。

4.消化不良:鹌鹑1只,去毛及内脏,加党参15克,淮山药50克,共煮食。

5.痢疾:鹌鹑1只,去毛及内脏,赤小豆30克,生姜几片煮熟食用。

食用功效

俗话说:"要吃飞禽,还数鹌鹑。"鹌鹑既有鲜美的味道,又有着丰富的营养。它是典型的高蛋白、低脂肪、低胆固醇食物,特别适合中老年人以及心血管病、肥胖病患者食用,与公认营养价值高的鸡蛋相比,鹌鹑蛋的营养价值更高。它的蛋白质含量比鸡蛋高30%,维生素 B_1 高20%,维生素 B_2 高83%,铁含量高46.1%,卵磷脂高5~6倍。所以鹌鹑蛋对于贫血、营养不良、神经衰弱、慢性肝炎、高血压、心脏病等疾病患者均有补益作用。

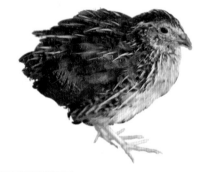

注意事项

当外感、痰热未清时不食。不可同猪肉食之,令人多生疮。

经典论述

1.《嘉祐本草》:"和小豆、生姜煮食,止泻痢。"

2.《本草纲目》:"滋补五脏,益中续气,实筋骨,耐寒暑,消热结。"

养生食谱

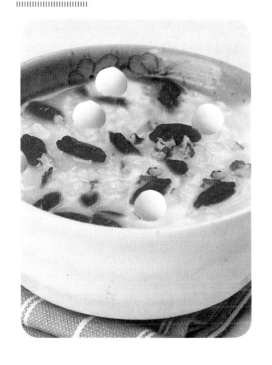

◆ 土茯苓炖鹌鹑

主　料：鹌鹑 1 只。

辅　料：土茯苓 10 克，山药 50 克。

调　料：大料、葱、姜、大蒜、料酒、植物油、酱油各适量。

做　法：

1.土茯苓洗净蒸 20 分钟，鹌鹑洗净备用，余水过油。

2.锅中加少许的植物油，放入大料、葱、姜、大蒜煸香，加入酱油、料酒、鹌鹑，加适量水与山药、土茯苓一起烧至软烂即可。

◆ 鹌鹑枸杞子粥

主　料：大米 100 克，鹌鹑蛋 10 个。

辅　料：枸杞子、核桃仁各 15 克。

做　法：

1.将鹌鹑蛋煮熟去壳；枸杞子洗净，浸泡数分钟；核桃仁炒熟碾碎备用；大米淘洗干净。

2.锅中倒入适量水，放入大米煮开，转小火煮 20 分钟，放入鹌鹑蛋、枸杞子、核桃仁再煮 5~10 分钟至粥成即可。

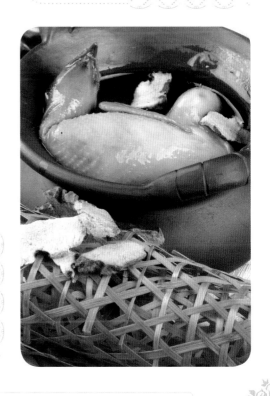

鸽肉

滋肾益气之良禽

别　　　名　白凤、家鸽、鹁鸽。

性味归经　味甘、咸，性平；归肝、肾经。

建议食用量　每餐80~100克。

营养成分

蛋白质、脂肪、碳水化合物、磷脂、维生素A、氨基酸、精氨酸、钙、磷、铁等。

调经功效

中医认为，鸽肉易于消化，具有滋补益气、祛风解毒的功效，对病后体弱、血虚闭经、头晕神疲、记忆力衰退有很好的补益治疗作用。

良方妙方

1.月经不调：白鸽1只（去毛及内脏），鳖甲50克，将鳖甲打碎放入白鸽腹内，加水适量煮烂，调味后食肉饮汤。适用于肝肾不足型者（年逾18周岁尚未行经，或月经推迟、量少，渐至闭经，消瘦，腰腿酸软，头晕耳鸣，舌淡红少苔，脉沉弱）。

2.闭经：白鸽1只治净，黄酒、清水各半，将白鸽煮熟服食。

3.子宫脱垂：乳鸽1只治净切块，炙黄芪、枸杞子各30克用纱布包好，共放炖盅内加水适量，隔水炖熟，去药渣饮汤吃鸽肉。隔天1次。

食用功效

鸽子的骨内含有丰富的软骨素，可与鹿茸中的软骨素相媲美，经常食用，具有改善皮肤细胞活力、增强皮肤弹性、改善血液循环、红润面色等功效；鸽肉中含有丰富的泛酸，对脱发、白发等有很好的疗效；乳鸽含有较多的支链氨基酸和精氨酸，可促进体内蛋白质的合成，加快创伤愈合。

鸽蛋含有优质的蛋白质、磷脂、铁、钙、维生素A等营养成分，亦有改善皮肤细胞活性、增加面部红润、改善血液循环、增加血色素等功效。

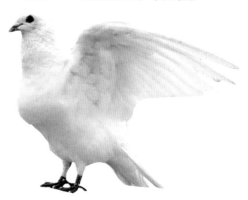

食用宝典

鸽肉四季均可入馔，但以春天、夏初时的鸽肉最为肥美。欲健脑明目或进行病后和产后调补者，可将乳鸽与参杞配伍，佐以葱、姜、糖、酒一起蒸熟食用。

养生食谱

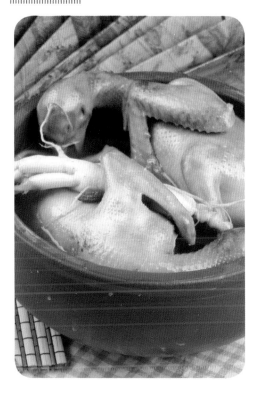

◆ 鲜参灵芝蒸乳鸽

主　料：净乳鸽 2 只，鲜人参 1 支（约 25 克），甘薯 100 克，灵芝片 16 克。

调　料：葱、姜、盐、白糖、花雕酒、胡椒粉各适量。

做　法：

1. 将乳鸽洗净，从背部剖开，涂匀盐、白糖、花雕酒、胡椒粉腌渍备用。

2. 甘薯去皮切块，灵芝片洗净，鲜人参洗净，拌盐、糖入味，放入乳鸽腹中，加葱、姜片，上锅蒸 120 分钟即可。

◆ 人参气锅乳鸽

主　料：人参 1 根，薏米 20 克，淮山药 20 克，乳鸽 2 只，葱、姜、盐各适量。

做　法：

1. 人参切成片，鸽子宰杀去内脏。

2. 人参切片、鸽子与淮山药、薏米一起放在汽锅里，用葱、姜、盐等调好口味，加入清水，盖上盖，上笼蒸 45 分钟即可。

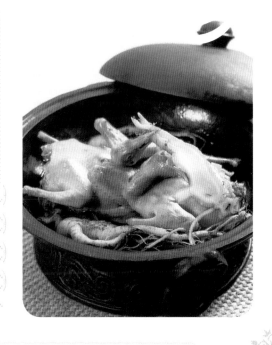

乌鸡

补益气血调经带

别　　　名	乌鸡、药鸡、武山鸡。
性味归经	味甘，性平；归肝、肾、肺经。
用法用量	煮食，适量；或入丸、散。

营养成分

蛋白质、脂肪、碳水化合物、硫胺素、核黄素、烟酸、维生素 E、钙、磷、钠、镁、硒、铜、钾等。

调经功效

乌鸡的营养价值和滋补效果一流，含有人体必需的八种氨基酸、黑色素、B 族维生素和 18 种微量元素，胆固醇和脂肪含量却很低。它具有清洁人体血液和清除血液中垃圾之功能，能调节人体免疫功能，对气血亏虚引起的月经紊乱有很好的补益作用。

良方妙方

1. 月经不调：乌鸡 1 只，当归、熟地黄、白芍、知母各 10 克。乌鸡宰杀干净，将各味药纳入鸡腹内，然后用线缝好，入锅加水煮熟，去药即成。食肉饮汤，随意服食。补益肝肾，益阴清热。适用于气血不足引起的月经不调。

2. 赤白带下：乌鸡 1 只，洗净去内脏，放白果、莲肉、江米各 15 克，胡椒 3 克于鸡腹内，煮熟后空腹食。

3. 咳嗽气喘：乌母鸡 1 只，好陈醋 1.5~2 公斤，把乌鸡去毛洗净，切碎以陈醋煮熟，分 3~5 顿热吃。

食用功效

乌鸡入肾经，具有温中益气、补肾填精、养血乌发、滋润肌肤的作用。凡虚劳羸瘦、面色无华、水肿消渴、产后血虚乳少者，可将之作为食疗滋补之品。

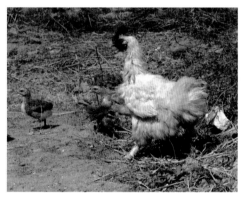

注意事项

凡实证邪毒未清者不宜服食。

经典论述

1.《本草再新》："平肝祛风，除烦热，益肾养阴。"

2.《滇南本草》："补中止渴。"

3.《本草纲目》："补虚劳羸弱，治消渴，中恶，益产妇，治女人崩中带下虚损诸病，大人小儿下痢噤口。"

4.《本草通玄》："补阴退热。"

养生食谱

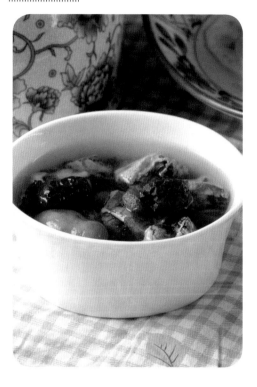

◆ 西洋参淮山药炖乌鸡

主　料：西洋参10克，淮山药20克，乌鸡1只。

调　料：葱、姜适量。

做　法：

1.西洋参切片，淮山药用水泡软，乌鸡剁成块飞水。

2.把制好的原料一起放到盆里，加入清汤和适量的葱、姜，上笼蒸至鸡肉软烂即可。

◆ 大枣炖乌鸡

主　料：大枣8枚，乌鸡1只，党参30克。

调　料：葱、姜、料酒、盐、味精、胡椒粉各适量。

做　法：大枣洗净、党参洗净切3厘米段，乌鸡洗净切块，将大枣、党参、乌鸡、葱、姜、料酒同入锅内烧开后再用小火炖30分钟，放入盐、味精、胡椒粉即可。

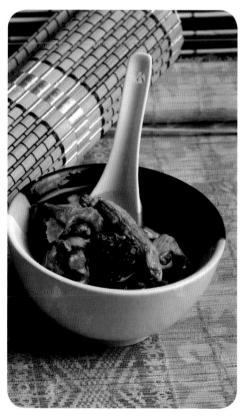

鸭肉

——➤ 滋阴除烦热

别　　　　名　家鸭肉、家凫肉。

性 味 归 经　味甘、咸，性凉；归
　　　　　　　脾、胃、肺、肾经。

建议食用量　每餐约80克。

营养成分

蛋白质、脂肪、泛酸、碳水化合物、维生素A、维生素E、硫胺素、核黄素、烟酸、钙、磷、钾、钠、镁、铁、锌、硒、铜、锰等。

调经功效

中医认为，鸭的全身都可以入药，《食疗本草》上说，鸭能"滋五脏之阴，清虚劳之热，补血行水，养胃生津，止咳息惊"，尤其适宜于有低热、虚弱、食少便干、水肿及女子月经少者食用。

良方妙方

1.阴虚水肿：雄鸭1只，去毛及内脏，或加猪蹄，或加火腿，煮熟后调味食用，或将鸭肉切片，同大米煮粥，调味食用。

2.妇女产后受寒，腰背四肢疼痛：绿水鸭脚掌或嘴壳焙酥研末，白开水冲服。每服5克，日服2次。

3.营养不良性水肿：白鸭1只，去毛及内脏，赤小豆30克，陈皮30克，或加花生米100克，冬瓜皮100克，共煮汤食用。

4.慢性肾炎：白鸭1只，去毛及杂，纳入大蒜50克于鸭腹内，缝合，煮熟后食肉喝汤。2日食1只，连服数次。

食用功效

鸭肉蛋白质的氨基酸组成与人体相似，利用率较高；鸭肉富含不饱和脂肪酸，易于消化，是高血压、高血脂患者的很好选择；鸭肉也是肉类中含维生素A和B族维生素较多的品种，其中内脏比肌肉含量更高，尤以肝脏最高；鸭肉还含有较多的铁、铜、锌等矿物质，其中鸭肝含铁最多。

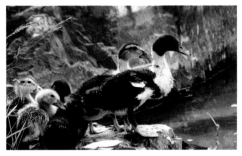

注意事项

对于素体虚寒，受凉引起的不思饮食、胃部冷痛、腹泻清稀、腰痛及寒性痛经以及肥胖、动脉硬化、慢性肠炎应少食；感冒患者不宜食用。

经典论述

1.《滇南本草》："老鸭同猪蹄煮食，补气而肥体。同鸡煮食，治血晕头痛。"

2.《本草纲目》："鸭，水禽也，治水利小便，宜用青头雄鸭。治虚劳热毒，宜用乌骨白鸭。"

养生食谱

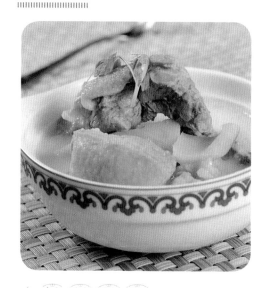

◆ 莲藕老鸭汤

主　料：麻鸭500克。

辅　料·莲藕250克，枸杞子3克。

调　料：葱、姜各10克，盐5克，鸡粉3克，胡椒粉2克，料酒适量。

做　法：

1.将麻鸭宰杀、洗净，剁成块焯水。

2.莲藕去皮洗净改刀成滚刀块，焯水备用。

3.锅内放入少量的油煸香葱、姜，放入鸭块烹料酒、盐、鸡粉和水烧开，撇沫转小火炖至汤乳白，麻鸭快成熟时加入莲藕，炖软烂即可。

◆ 白果焖鸭

主　料：白鸭1只，玉竹、银杏各50克，北沙参10克。

调　料：大料、葱、姜、酱油、料酒、盐、蜂蜜、冰糖、植物油各适量。

做　法：

1.将鸭子洗净，里外抹匀蜂蜜，放入热油中炸成金黄色；玉竹、银杏、北沙参、大料、葱、姜、冰糖填入鸭膛内，将鸭子摆入大砂锅内。鸭子必须收拾好，毛去净，内脏摘除冲净，里外有料，是为了滋味煮透。

2.炒锅加油烧热，放入葱、姜、大料、盐炒香，倒入酱油、料酒、水，烧开倒入砂锅，把砂锅放在火上焖煮90分钟即成。

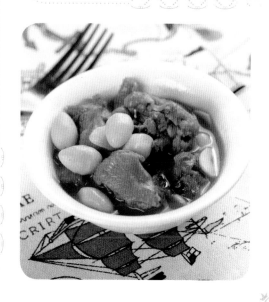

海参

养阴补血的"海人参"

别 名	海男子、土肉、刺参。
性味归经	味甘、咸,性温;归心、肾、脾、肺经。
建议食用量	涨发品每次50~100克。

营养成分

粗蛋白质、粗脂肪、灰分、碳水化合物、海参素、钾、钠、钙、磷、铁、碘、钒等。

调经功效

海参中微量元素钒的含量居各种食物之首,钒可以参与血液中铁的输送,增强造血功能,并含有硫酸软骨素,能够延缓肌肉衰老,增强机体的免疫力。

良方妙方

1.冠心病:海参30克炖烂,加大枣5枚、冰糖适量再炖15~20分钟,每日晨起空腹服。

2.高血压:海参与冰糖各适量,同煮汤,每日早晨空腹饮用,可常服。

3.便秘:海参、木耳(切烂)入猪大肠共炖,熟后调味服食。

4.痔疮:将海参焙焦存性,研成细末备用。每次取15克,加阿胶6克,用水半杯炖化,空腹用米汤冲服,日3次。

食用功效

海参胆固醇、脂肪含量少,是典型的高蛋白、低脂肪、低胆固醇食物,对冠心病、肝炎等患者及老年人堪称食疗佳品,常食对治病强身很有益处;海参含有硫酸软骨素,有助于人体生长发育,能够延缓肌肉衰老,增强人体的免疫力。

海参富含胶质,不但可以补充体力,对于皮肤、筋骨也都有保健功效,同时还能改善便秘症状。

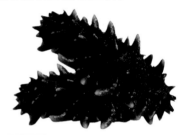

注意事项

海参中钾含量低,钠含量很高,不利于控制血压,因此高血压患者要少食。

经典论述

1.《随息居饮食谱》:"脾弱不运,痰多便滑,客邪未尽者,均不可食。"

2.《中医大辞典》:"补肾益精,养血润燥。治精血亏损、虚弱劳怯、阳痿、梦遗、肠燥便艰。"

3.《药性考》:"降火滋肾,通肠润燥。"

4.《纲目拾遗》:"生百脉血,治休息痢。"

养生食谱

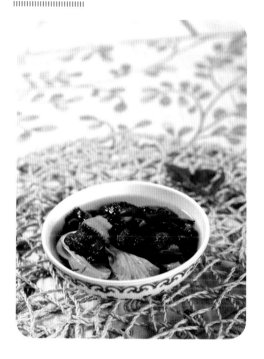

◆ 葱烧杏仁海参

主　料：水发海参400克。

辅　料：大葱白100克，炸杏仁20克。

调　料：白糖5克，葱油5毫升，盐、酱油、鸡粉、鸡汤、淀粉各适量。

做　法：

1.葱白切蓑衣刀入净油炸至金黄滤出（炸葱的油留着备用）。

2.锅中留底油加入调料炒香，加入少许的鸡汤，将海参、杏仁、葱放入锅中小火靠干，用淀粉收汁淋点葱油（炸葱白的油）即可。

◆ 紫菜海参汤

主　料：海参150克，紫菜5克。

辅　料：油菜50克。

调　料：淀粉5克，盐、味精各4克。

做　法：

1.海参（水发）切片飞水，油菜飞水，紫菜洗净备用。

2.锅内加入适量水，放入海参、紫菜，烧开放入盐、味精，下入水淀粉勾芡出锅即可。

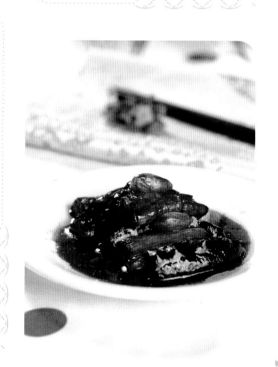

第四节　清热解毒利水类食物

丝瓜

🎋 通经活络的"美人水"

别　　　名　天罗、绵瓜、布瓜、天络瓜。

性味归经　味甘，性凉；归肝、胃、肺经。

建议食用量　每餐100~300克。

营养成分

蛋白质、脂肪、碳水化合物、皂苷、植物黏液、木糖胶、丝瓜苦味质、瓜氨酸、维生素 B_1、维生素C、钙、磷、铁等。

调经功效

中医认为，丝瓜有通经络、行血脉、凉血解毒的功效，因此民间常用它来治疗妇科疾病。除了平时用来炒菜、做汤以外，古方上记载，把老丝瓜烧成炭，研末，用温酒调服，对于治疗女性不来月经和经期腹痛有很好的疗效。

良方妙方

1.月经不调：丝瓜子焙干，水煎，加红糖少许，冲黄酒温服。

2.月经先期及量多：荷叶30克，丝瓜子10克。水煎，每日1剂，分2次服。

食用功效

丝瓜中含防止皮肤老化的B族维生素、增白皮肤的维生素C等成分，能保护皮肤、消除斑块，使皮肤洁白、细嫩，是不可多得的美容佳品，故丝瓜汁有"美人水"之称；丝瓜藤茎的汁液具有保持皮肤弹性的特殊功效，能美容去皱；丝瓜提取物对乙型脑炎病毒有明显的预防作用，在丝瓜组织培养液中还提取到一种具有抗过敏作用的物质。中医认为丝瓜性味甘凉，有清暑凉血、解毒通便、祛风化痰、下乳汁等功效。

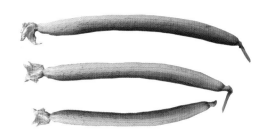

注意事项

丝瓜的味道清甜，烹制丝瓜时应尽量保持清淡，烹煮时不宜加酱油和豆瓣酱等口味较重的酱料，以免抢味。油要少用，可勾薄芡，用味精或胡椒粉提味，这样才能突出丝瓜香嫩爽口的特点。

养生食谱

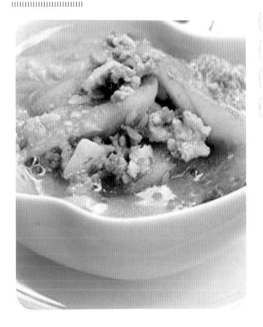

◆ 碧绿丝瓜尖

主　料：丝瓜藤尖 200 克。

辅　料：红椒、黄椒各 10 克。

调　料：盐、味精、香油、花椒油各适量。

做　法：

1.将丝瓜藤尖去老根洗净，焯水备用。

2.丝瓜尖加盐、味精、香油、花椒油拌匀即可。

◆ 肉末烧丝瓜

主　料：丝瓜 400 克，瘦猪肉 100 克。

调　料：食用油 20 毫升，香菇 10 克，姜丝、料酒、味精各适量，水淀粉 30 毫升。

做　法：

1.猪肉剁碎，先将水发香菇去蒂洗净，丝瓜去皮洗净切片。

2.锅烧热，加入油和姜丝，再加丝瓜片、香菇、料酒,煮沸至香菇、丝瓜入味，用水淀粉勾芡，放盐、味精，调匀即成。

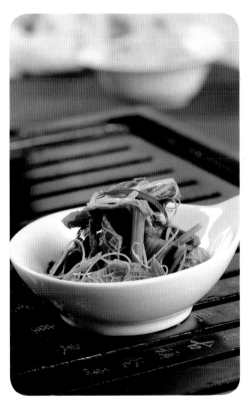

芹菜

养血还要"芹"排毒

别 名	旱芹、药芹、香芹、蒲芹。
性味归经	味甘辛,性凉;归肺、胃、肝经。
建议食用量	每餐50克。

营养成分

蛋白质、脂肪、糖类、膳食纤维、多种维生素、芫荽苷、挥发油、甘露醇、佛手苷内酯、磷、钙、铁等。

调经功效

芹菜含铁量较高,有助血红蛋白产生,能补充女性经血的损失,食之能避免皮肤苍白、干燥、面色无华,而且可使目光有神,头发黑亮。

良方妙方

1.月经先期:干芹菜500克,水1000毫升,煎成500毫升,常服。

2.月经不调:干芹菜30克,金针菜15克,加适量水煎汤服用。适用于血热型者(月经提前,色红量多,心烦口渴,大便干燥,舌红苔黄,脉数)。

3.血热型月经不调:鲜芹菜30克,茜草根10克,食用油、调料少许。将芹菜、茜草根洗净,按个人口味炒熟,佐餐食用。

4.白带:芹菜籽30克,每次15克,黄酒引,水煎服。

食用功效

芹菜中所含的芹菜苷或芹菜素成分有镇静安神、平肝降压的作用,有利于安定情绪,消除烦恼烦躁;叶茎中还含有芹菜苷、佛手苷内酯和挥发油等成分,具有降血压、降血脂、防治动脉粥样硬化的作用;芹菜是高纤维食物,它经肠内消化作用生成木质素,高浓度时可抑制肠内细菌产生致癌物质,还可加快粪便在肠内的运转时间,减少致癌物与结肠黏膜的接触,达到预防结肠癌的目的。

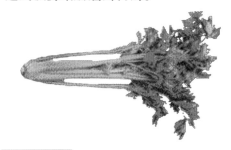

注意事项

脾胃虚寒者慎食;血压偏低者慎用。

经典论述

1.《本草纲目》:"旱芹,其性滑利。"

2.《食鉴本草》:"和醋食损齿,赤色者害人。"

3.《本草推陈》:"治肝阳头痛,面红目赤,头重脚轻,步行飘摇等症。"

4.《卫生通讯》:"清胃涤热,通利血脉,利口齿润喉,明目通鼻,醒脑健胃,润肺止咳。"

养生食谱

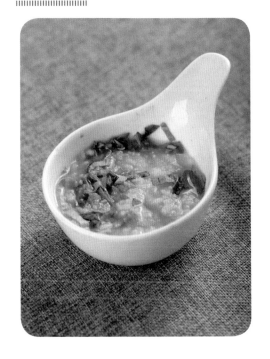

◆ 芹菜炒猪肝

主　料：猪肝300克，芹菜100克，木耳50克。

调　料：蛋清5克，植物油、葱、姜、料酒、米醋、盐、生抽、老抽、胡椒粉、白糖、淀粉各适量。

做　法：

1.猪肝切成片，加盐、味精、料酒、蛋清、淀粉腌制上浆；芹菜洗净切成丁焯水。

2.锅内放油烧热，下猪肝滑熟，捞出控去油。

3.锅内放少许油，煸香葱姜，放入猪肝和芹菜，烹料酒、生抽、老抽、盐、糖调好口，翻炒均匀，烹米醋出锅装盘。

◆ 芹菜粥

主　料：大米100克，芹菜60克。

调　料：姜末、盐各适量。

做　法：

1.大米淘洗净，芹菜择洗净，去叶留梗，切丁。

2.大米与适量清水一同放入锅中，以大火煮沸，再转用小火熬煮至米粒将熟时，放入芹菜丁，再继续煮至米粒开花。

3.粥成时加入适量的盐和姜末调味即可。

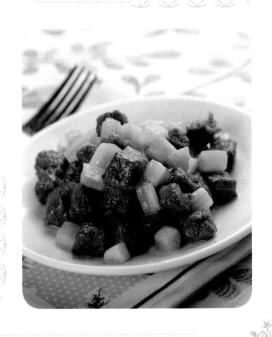

黄花菜

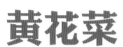

清热止血能调经

别　　　名	金针菜、忘忧草、萱草花。
性味归经	味甘,性温;归肝、膀胱经。
建议食用量	每餐30~50克。

营养成分

蛋白质、糖、脂肪、碳水化合物、胡萝卜素、B族维生素、维生素C、卵磷脂、冬碱、钙、磷等。

调经功效

黄花菜所含的冬碱等成分可以止血消炎,所以有止血调经的作用,冬碱还具有安神的功效。黄花菜还含有丰富的卵磷脂,对增强和改善大脑功能有重要作用,能改善月经不调伴随的健忘、注意力不集中等症状。

良方妙方

1. 月经量少:黄花菜30~60克,炖肉(鸡)服。

2. 倒经:黄花菜30克,鲜藕节60克,水煎服。每日1剂,服至血止。

3. 失眠多梦、心悸怔忡:黄花菜15克,鸡肝2副,鱼肚10克,调味品适量。将黄花菜、鱼肚发开,洗净,鱼肚切片,鸡肝洗净,切片,用酱油、淀粉拌匀。锅中放清水适量,烧开后,调入葱、姜、椒、料酒等煮沸,下鱼肚、肝片、黄花菜等,煮至熟后,加食盐、味精调服。

4. 风湿性关节炎:黄花菜根50克水煎去渣,冲黄酒50克内服。每日2次。

食用功效

我国《营养学报》曾评价黄花菜具有显著的降低动物血清胆固醇的作用。我们知道,胆固醇的增高是导致中老年疾病和机体衰退的重要因素之一,能够抗衰老而味道鲜美、营养丰富的蔬菜并不多,而黄花菜恰恰具备了这些特点。常吃黄花菜还能滋润皮肤,增强皮肤的韧性和弹力,可使皮肤细嫩饱满、润滑柔软、皱褶减少、色斑消退。

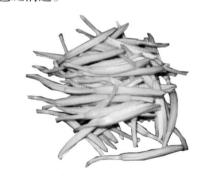

注意事项

鲜黄花菜中含有一种"秋水仙碱"的物质,该有毒成分在高温60℃时可减弱或消失,因此食用时,应先将鲜黄花菜用开水焯过,再用清水浸泡2小时以上,捞出用水洗净后再进行炒食,这样秋水仙碱就能被破坏掉,食用鲜黄花菜就安全了。

养生食谱

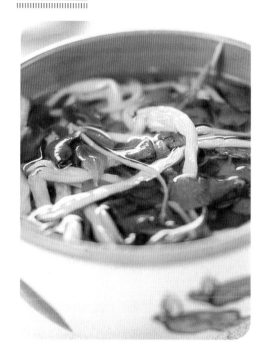

◆ 黄花木耳汤

主 料：干黄花菜30克，黑木耳20克。

调 料：盐、鸡精各5克，葱花、食用油各适量，胡椒粉少许。

做 法：

1. 黄花菜泡发，洗净去根；黑木耳用温水泡发好，撕成小朵。

2. 锅置火上，倒油烧热，炒香葱花，放入黄花、黑木耳翻炒片刻，倒入适量清水煮开至熟，加盐、胡椒粉、鸡精调味即可。

◆ 马齿苋黄花汤

主 料：干黄花菜50克，马齿苋100克。

调 料：盐5克，蒜片适量，味精、鸡精各少许。

做 法：

1. 干黄花菜泡发后，切去根部杂质；马齿苋洗净，切长段。

2. 锅中放入适量水烧开，放入黄花菜用中小火煮开，快熟时放入马齿苋、蒜片同煮，加盐、味精、鸡精调味即可。

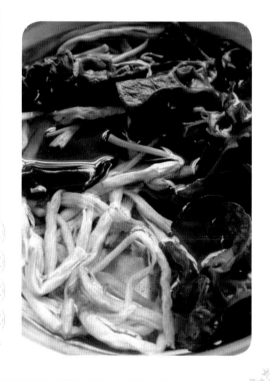

莲藕

养心安神兼清热

别　　　名	莲菜、藕、菡萏、芙蕖。
性 味 归 经	味甘、涩，性寒；归心、脾、胃经。
建议食用量	每餐100~200克。

营养成分

蛋白质、脂肪、碳水化合物、淀粉、粗纤维、灰分、胡萝卜素、硫胺素、核黄素、维生素、单宁酸、植物蛋白质、钙、磷、铁等。

调经功效

莲藕富含铁、钙、植物蛋白质、维生素以及淀粉，有明显的补益气血作用；还含有大量的单宁酸，有收缩血管作用，可用来止血，还能散血。中医认为其止血而不留瘀血，是月经不调的食疗佳品。

良方妙方

1.血热型月经不调：生地黄50克，鲜藕节100克，冰糖20克。将生地黄、鲜藕节分别洗净，共入锅内，加适量水煎取汁，加入冰糖溶化即可。代茶饮。

2.倒经：鲜藕节60克，黄花菜30克，水煎服。每日1剂，服至血止。

3.气血虚弱：莲藕250克，猪脊骨300克，炖熟食，隔3天1次，2~4

次可见效。

4.贫血、营养不良：莲藕500克，牛肉300克，红豆30克，生姜3片，蜜枣5个。全部用料放入锅内，加清水适量，武火煮沸后，文火煲1小时，调味佐膳。

5.血虚失眠：鲜莲藕500克，以小火煨烂，切片后加适量蜂蜜，可随意食用，有安神入睡之功效。

食用功效

莲藕性寒，有清热凉血作用，可用来治疗热性病症；莲藕味甘多液，对热病口渴、咯血、下血者尤为有益；莲藕中含有黏液蛋白和膳食纤维，能与人体内胆酸盐、食物中的胆固醇及甘油三酯结合，使其从粪便中排出，从而减少脂类的吸收。用莲藕加工制成的藕粉，味甘性平，能养血止血、养阴补脏、调中开胃、健脾止泻，为衰老、虚弱、久病之人的理想食品。

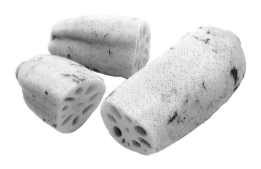

注意事项

莲藕性寒，生吃清脆爽口，但碍脾胃。脾胃消化功能低下、大便溏泄者不宜生吃。

养生食谱

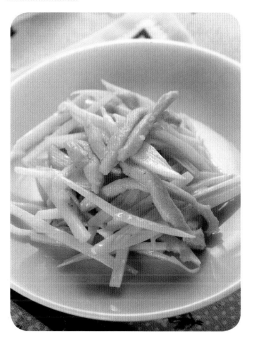

◆ 莲藕薏米排骨汤

主　料：排骨300克,莲藕100克,薏米20克。

调　料：盐适量。

做　法：

1.莲藕洗净,切厚片,薏米洗净,排骨氽水。

2.锅置火上,加水烧开后将材料全部放入,再改慢火煮2小时,最后放盐调味即可。

◆ 鸡肉炒藕丝

主　料：鸡肉50克,莲藕200克。

调　料：红辣椒、酱油、白砂糖、植物油各适量。

做　法：

1.将鸡肉、干辣椒和藕均切成丝。

2.起锅放油烧热后,放入干辣椒丝炒到有香味时,加鸡肉丝,收干时加藕丝,炒透后加酱油、糖调味即可。

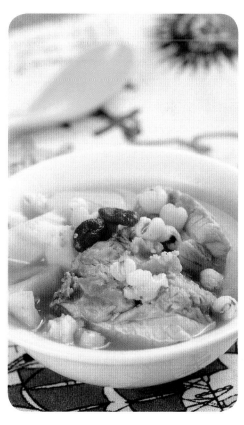

马齿苋

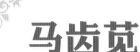

✿▸ 凉血通经的"天然抗生素"

别　　　　名	马齿菜、马苋菜。
性味归经	味酸，性寒；归大肠、肝、脾经。
建议食用量	煎汤，10~15克，鲜品30~60克；或绞汁。

营养成分

蛋白质、脂肪、碳水化合物、维生素A、维生素B、维生素C、胡萝卜素、蔗糖、葡萄糖、草酸、树脂、黄酮、钾、钙、磷、铁、硒等。

调经功效

马齿苋中含有一定的脂肪酸，它能抑制人体内血清胆固醇和三酰甘油酸的生成，抑制血小板形成血栓素，使血液黏度下降，促进血管扩张，在防护心脑血管的同时，也可以用于凉血通经。马齿苋含有大量的钾盐，有良好的利水消肿作用，能缓解行经不畅伴随的水肿症状。

良方妙方

1. 月经过多：将马齿苋250克洗净，捣烂取汁，鸡蛋2个去壳入水打散，兑入马齿苋汁，1天分2次服完。月经期连服数天。

2. 尿道炎：马齿苋60克，生甘草6克，水煎服，每日1剂，连续服用。

3. 急性乳腺炎：鲜蒲公英、鲜野菊花、马齿苋（各药单用亦可）各等量，捣烂，外敷患处，每日换药1~2次。

4. 痢疾：鲜马齿苋120克，水煎加红糖服。或黄花菜、马齿苋各50克，红糖100克，煎水服。

5. 湿疹：鲜马齿苋250克，洗净切碎，煎汤服食。每日1剂，连服5~7剂。

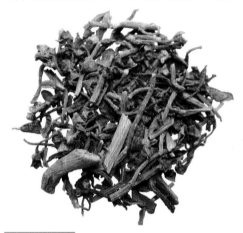

食用功效

马齿苋是一种野生蔬菜，又名"长命菜""长寿菜"。它含有维生素A、维生素B、维生素C、蛋白质、脂肪、碳水化合物及磷、钙、铁等矿物质，还含有草酸、树脂、黄酮和大量钾盐。经常食用马齿苋，既可补充身体营养所需，又无增高胆固醇之忧，实为一举两得。

注意事项

凡脾胃素虚，腹泻便溏忌食；怀孕妇女忌食。

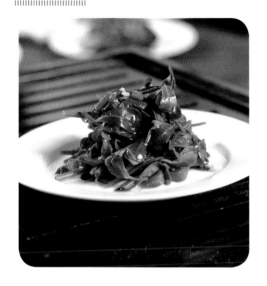

◆ 枸杞子马齿苋

主　料：马齿苋 300 克，枸杞子 5 粒。

调　料：蒜泥、生抽、盐、醋、香油各适量。

做　法：

1.将马齿苋择成段，洗干净；枸杞子洗净微泡。

2.锅内加水，加少许盐和油，水开后放入马齿苋焯水，色成碧绿即可捞出。

3.用清水多次洗净黏液，淋干水分，放入大碗中。

4.将蒜泥浇在马齿苋上，放入生抽、盐、醋、香油和枸杞子，拌匀装盘即成。

◆ 马齿苋水饺

主　料：马齿苋 150 克，牛肉馅 150 克，胡萝卜丁 50 克。

调　料：盐、味精、葱末、姜末、香油各适量。

面　团：高筋面粉（或饺子粉）、小米面、荞麦面（高筋粉和杂粮粉的比例为 5 ：1）。

做　法：

1.将面粉混合好，倒入清水，揉成软硬适中的面团，表面盖上潮湿的布，放置一会儿。

2.马齿苋飞水后切细末，加牛肉馅、胡萝卜丁，调盐、味精、葱末、姜末、香油拌均匀，包面皮煮熟即可。

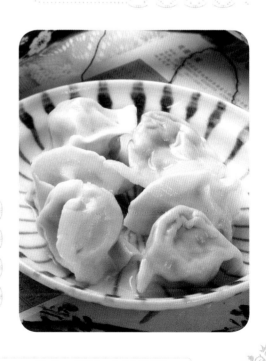

黄瓜

清热美容抗衰老

别　　　名　胡瓜、刺瓜。

性味归经　味甘，性凉；归脾、
　　　　　　胃、大肠经。

建议食用量　每天约100~500克。

营养成分

蛋白质、糖类、纤维素、胡萝卜素、葫芦素C、维生素B_2、维生素C、维生素E、烟酸、黄瓜酶、丙醇二酸、钙、磷、铁等。

调经功效

黄瓜中含有丰富的维生素E和活性很强的黄瓜酶，两者有抗衰老、美容的作用，还含有一种叫丙醇二酸的物质，可以抑制体内糖类转化成脂肪，有减肥和调节脂质代谢的功效，可改善因月经不调而出现的脸色晦暗、脂质代谢不正常的症状。

良方妙方

1. 心胃火盛、口舌生疮，咽喉肿痛：嫩黄瓜、西瓜各500克，绞压取汁，加入蜂蜜100毫升，放锅内烧沸即可饮用。

2. 神经性皮炎：老黄瓜捣烂取汁，用黄瓜汁400毫升加95％酒精100毫升及少许冰片，摇匀放阴凉处。应用时，每日涂擦患处6次以上。5天为1疗程，连用2个疗程。

3. 慢性结膜炎：老黄瓜1条，上开小孔，去瓤，入芒硝令满，悬挂阴处，待硝透出，刮下粉末少许点眼。

4. 高血压：取黄瓜1小根洗净，先切丝再切粒，加入蒜泥20克和少许食盐拌匀后佐餐或单独食用。或黄瓜藤90克，水煎服，每日1剂。

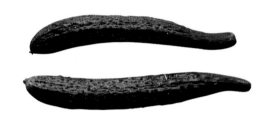

食用功效

黄瓜细嫩清香，味道鲜美，是夏季的主要瓜菜之一。黄瓜含水量为98％，只含有微量的胡萝卜素、维生素C及不多的糖类、蛋白质、钙、磷、铁等。黄瓜还含有细纤维素，对促进肠道中腐败食物的排泄和降低胆固醇有着一定的作用。黄瓜头部多苦味，苦味成分为葫芦素C，经动物实验证实，这种物质具有明显的抗肿瘤作用，毒性较低。

注意事项

胃寒患者生食易致腹痛泄泻。

养生食谱

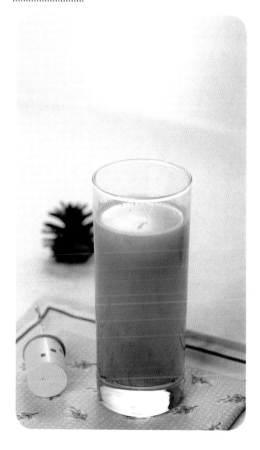

◆ 金钩黄瓜

主　料：海米10克，嫩黄瓜250克。

调　料：香油、精盐、味精各适量。

做　法：

1.海米放入碗内，加入少许清水，隔水蒸至熟透时取出，放一边备用。

2.将黄瓜洗净，切去两头后切成片，用盐腌渍片刻，滤去盐水，拌入少许味精，浇上备用的海米和水，淋上香油后即成。

◆ 黄瓜汁

主　料：黄瓜2根。

做　法：

1.黄瓜洗净后削掉外皮，切段。

2.将黄瓜段放进榨汁机打成汁，或者用手动式榨汁器碾压挤出汁，煮沸，晾温即可。

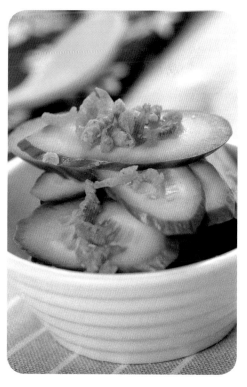

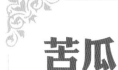

苦瓜

解热除烦，神清气爽

别　　　名	凉瓜、癞葡萄、癞瓜。
性味归经	味苦，性寒；归心、肝、脾、胃经。
建议食用量	鲜品每次100~500克，干品每次50~100克。

营养成分

蛋白质、脂肪、碳水化合物、粗纤维、胡萝卜素、维生素 B_1、维生素 B_2、维生素 C、维生素 E、奎宁、苦瓜苷、尼古酸等。

调经功效

苦瓜所含的生物碱类物质奎宁，有消炎退热、清心明目、利尿活血的功效，可改善月经不调出现的经血不畅、身躁烦热等症状。

良方妙方

1. 湿热瘀结型痛经：苦瓜250克，益母草嫩苗200克，白糖适量。将苦瓜、益母草嫩苗分别洗净，剁成细末，放入碗中，拌入白糖。佐餐食用。

2. 糖尿病：鲜苦瓜50~100克，做菜吃，每天2~3次；或将苦瓜制成干粉冲服，每次7~12克，每天3次，连服10~15天。

3. 中暑：鲜苦瓜1个，绿茶3克。将苦瓜去瓤切碎，与绿茶加水煎服。

4. 便血：鲜苦瓜根120克，水煎服。

食用功效

苦瓜中的苦瓜苷和苦味素能增进食欲，健脾开胃；苦瓜中的蛋白质及大量维生素 C 能提高人体的免疫功能，增强免疫细胞杀灭癌细胞的作用；从苦瓜子中提炼出的胰蛋白酶抑制剂，可以抑制癌细胞分泌出来的蛋白酶，阻止恶性肿瘤生长；苦瓜的新鲜汁液含有苦瓜苷和类似胰岛素的物质，具有良好的降血糖作用，是糖尿病患者的理想食品；苦瓜含有粗纤维，能够加速肠道蠕动，帮助排便，降低血液中胆固醇及葡萄糖的吸收，有利于减轻肝脏负担。

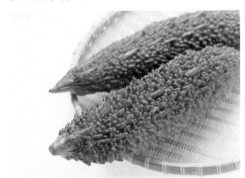

注意事项

苦瓜性凉，脾胃虚寒者不宜多食。

经典论述

《本草纲目》载：“苦瓜……结瓜长者四五寸，短者二三寸，青色，皮上痱瘰如癞及荔枝壳状。……南人以青皮煮肉及盐酱充蔬。……除邪热，解劳乏，清心明目。”

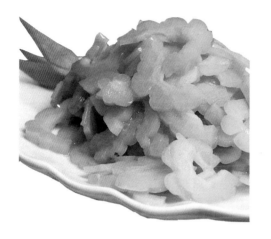

◆ 苦瓜排骨汤

主　料:排骨350克,苦瓜100克,陈皮5克。

调　料:姜、盐、白糖、胡椒粉各适量。

做　法:

1.将排骨洗净切段汆水,苦瓜切块,陈皮洗净,姜切片待用。

2.净锅上火,放入清水、姜片、陈皮、排骨,大火烧开转小火炖30分钟,再放入苦瓜炖20分钟,放入盐、白糖、胡椒粉调味即成。

◆ 苦瓜拌芹菜

主　料:芹菜、苦瓜各150克。

调　料:芝麻酱50克,精盐、味精、酱油、蒜泥各适量。

做　法:

1.先将苦瓜去瓤,切成细丝,用开水汆烫一下,再用凉开水过一遍,沥掉水分。

2.然后将芹菜、苦瓜同拌,加入佐料调匀即可。

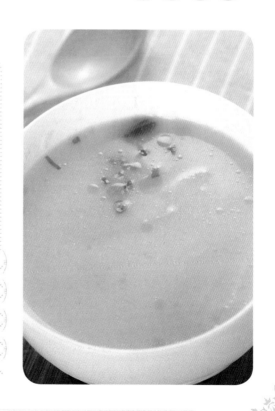

梨

清热通利护心肝

别　　　名	雪梨、香水梨、青梨。
性味归经	味甘、微酸,性凉;归肺、胃经。
建议食用量	每天1~2个(200~300克)。

营养成分

蛋白质、脂肪、胡萝卜素、葡萄糖、果糖、蔗糖、有机酸、果胶、维生素B_1、维生素B_2、维生素C、钙、磷、铁等。

调经功效

梨含有较多糖类物质和多种维生素,易被人体吸收,可增进食欲、抗氧化、减轻疲劳感,对肝、心血管等与月经不调有密切关系的器官均有保护作用。

良方妙方

1.面部雀斑:雪梨1只,红萝卜、芹菜各50克,苹果1只,柠檬1/6个。以上5味共捣烂,取汁即可。饮汁,隔日1剂。养阴生津,悦颜消斑。

2.失眠口干:雪梨1个,川贝母10克。雪梨去皮切片,川贝母打碎,加入冰糖少许,共炖汤服。

3.肺痿声哑,气急哮喘,久嗽:生姜30克,雪梨5个。共捣汁,去滓,加蜜120克,共煎1滚,入瓷瓶内封固,不拘时服。

4.温热伤津,口渴甚者:用大碗盛清冷甘泉,将梨薄切,浸入水中,少顷,水必甘美。但频饮其水,勿食其滓。

食用功效

梨中含有丰富的维生素和矿物质。梨鲜嫩多汁,86%都是水分,能促进食欲、祛痰止咳,对咽喉有养护作用。

梨性凉并能清热镇静,能改善头晕目眩等症状;梨中的果胶含量很高,有助于消化、通利大便;梨含有大量的水和有机酸等物质,有降火解暑的功效,十分有利于保持大小便畅通,是天热时补充水分和营养的佳品。

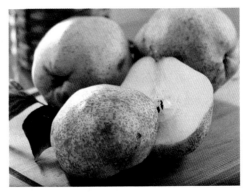

注意事项

腹泻、胃寒者少食或不食。

经典论述

1.《本草通玄》:"生者清六腑之热,熟者滋五脏之阴。"

2.《本草求原》:"梨汁煮粥,治小儿疳热及风热昏躁。"

养生食谱

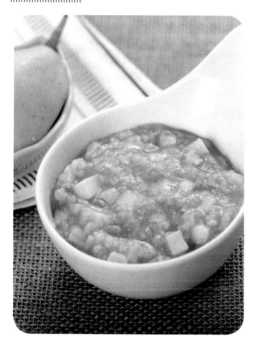

◆ 雪梨汁

主　料：雪梨1个。

调　料：冰糖适量。

做　法：

1.雪梨洗净，去皮去核，切成小块。

2.放入榨汁机，加适量凉开水及冰糖，榨成果汁即可。

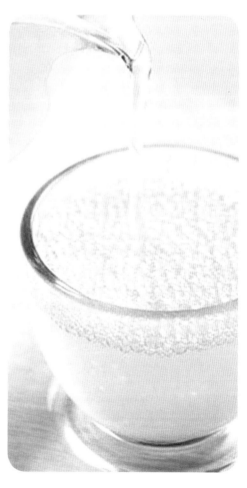

◆ 雪梨山楂粥

主　料：雪梨1个，大米50克，山楂30克。

调　料：白糖适量。

做　法：

1.大米清洗干净后，放入冰柜当中冰冻2个小时后小火熬粥。

2.雪梨、山楂分别洗净，去核，切丁。

3.砂锅置火上，加入适量清水，放入大米煮粥。

4.将雪梨、山楂倒入砂锅粥内，煮沸即可。

红豆

通利补血可养颜

别　　　名　赤小豆、红小豆。

性 味 归 经　味甘、酸，性平；
　　　　　　　归心、小肠、肾、
　　　　　　　膀胱经。

建议食用量　每餐约30克。

营养成分

蛋白质、脂肪、碳水化合物、粗纤维、皂角苷、灰分、硫胺素、核黄素、烟酸、钙、磷、铁等。

调经功效

红豆中丰富的铁质能补益气血，使人气色改善，且有较多的皂角苷，因此它有良好的利尿作用。

良方妙方

1.肾虚痰湿型月经过少：枸杞子、川续断、薏苡仁、赤小豆。以上4味煎煮20分钟后入槐花、蜂蜜兑服。

2.湿热瘀结型痛经：赤小豆100克，桃仁25克，红糖30克。将赤小豆、桃仁洗净，入锅中，加适量水，用小火煮至赤小豆、桃仁烂熟，加入红糖，待糖溶化即成。经前7天开始至经行，代茶饮用。

3.肥胖：将50克红小豆放在盛有600毫升水的锅内煮，红豆煮软时，吃豆饮汤。

4.水肿：赤小豆120克，水煎当茶饮；或以赤小豆研细末，每次9克，日以温开水冲服3次。或赤小豆与鲤鱼、鲫鱼、雌鸡等煮食。

5.脾虚水肿、脚气、小便不利：红豆60克，桑白皮30克，加水煎汤，去桑白皮，饮汤食豆。

食用功效

红豆具有止泻、消肿、滋补强壮、健脾养胃、利尿、抗菌消炎、解除毒素等功效。而且红豆还能增进食欲，促进胃肠消化吸收。用红豆与红枣、桂圆一起煮可用来补血。此外，红豆可治疗肾脏病、心脏病所导致的水肿。

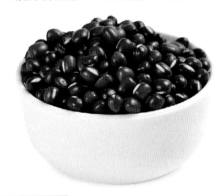

注意事项

红豆利尿，故尿频的人应少吃。阴虚无湿热者及小便清长者忌食。

经典论述

1.《本草纲目》："辟瘟疫，治产难，下胞衣，通乳汁。"

2.《名医别录》："主寒热，热中，消渴、止泄，利小便，吐逆，卒澼，下胀满。"

养生食谱

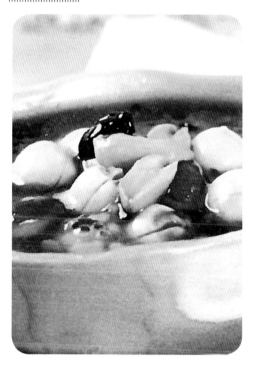

◆ 红豆鸭肉粥

主　料：红豆25克，鸭肉100克，大米150克。

调　料：葱、姜、盐各适量。

做　法：

1.红豆洗净泡透，鸭肉切成丁备用。

2.大米、红豆放入锅内加清水烧沸，再加入鸭肉、葱、姜、盐同煮至粥黏稠熟软即可。

◆ 红豆莲子粥

主　料：紫米60克，红豆30克，莲子、花生仁各20克。

调　料：冰糖适量。

做　法：

1.紫米、红豆淘洗干净，用水浸泡约3小时。

2.紫米、红豆加适量水煮沸，改小火煮约40分钟。

3.加入花生仁、莲子继续煮约30分钟，放冰糖再煮5分钟即可。

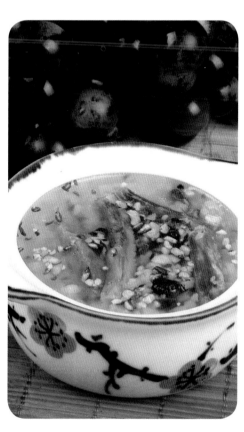

蜂蜜

补中润燥缓疼痛

别　　　名	食蜜、蜂糖、百花精。
性味归经	味甘，性平；归肺、脾、大肠经。
建议食用量	每天20克。

营养成分

蛋白质、果糖、葡萄糖、蔗糖、麦芽糖、糊精、树胶、氨基酸、柠檬酸、苹果酸、琥珀酸以及微量维生素、矿物质等。

调经功效

蜂蜜被誉为"大自然中最完美的营养食品"，古希腊人更是把蜂蜜看作是"天赐的礼物"，蜂蜜营养丰富，能迅速补充体力、消除疲劳，也能润肠通便、排毒养颜。

良方妙方

1. 月经不调：制香附50克，醋炒红根100克，益母草150克，共为细末，炼蜜为丸，每丸重15克，早晨和晚上各1回。

2. 血瘀型痛经：白蜜60克，生地黄汁50毫升，米酒100毫升。把生地黄汁和酒，共入铜器里煎五沸，入蜜和匀。分2次服，连续服用3剂。

3. 咽痛：先取适量茶叶，用小布袋装好，置于杯中，用沸水泡茶（稍浓），待凉后再加适量蜂蜜搅匀，每隔半小时漱喉并咽下。

食用功效

蜂蜜能改善血液的成分，促进心脑血管功能，因此经常食用对心血管病人很有好处；蜂蜜还有杀菌的作用，经常食用不仅对牙齿无碍，还能在口腔内起到杀菌消毒的作用；蜂蜜能治疗中度的皮肤伤害，特别是烫伤，将蜂蜜当作皮肤伤口敷料时，细菌无法生长。失眠的人在每天睡觉前口服1汤匙蜂蜜（加入1杯温开水内），可以尽快进入梦乡。

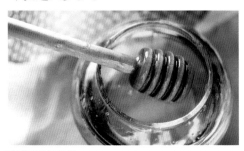

注意事项

蜂蜜不宜与豆腐、韭菜同食。服用感冒西药时，不宜食蜂蜜。痰湿内蕴、中满痞胀及肠滑泄泻者忌服。肝硬化、糖尿病患者不宜服用。

经典论述

1.《本草纲目》："和营卫，润脏腑，通三焦，调脾胃。"

2.《神农本草经》："主心腹邪气，诸惊痫痉，安五脏诸不足，益气补中，止痛解毒，和百药。"

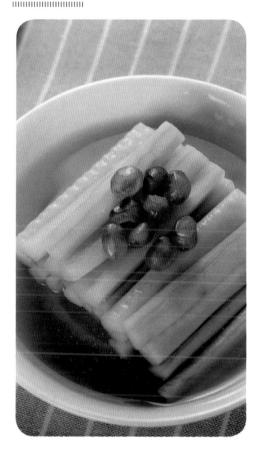

◆ 蜂蜜茶

主　料：甘草5克，洞庭碧螺春、枸杞子各3克，蜂蜜适量。

做　法：

1.洞庭碧螺春、枸杞子、甘草放入杯中。

2.倒入沸水冲泡10分钟后，加入适量蜂蜜即可饮用。

3.每日1剂，分2次温服。

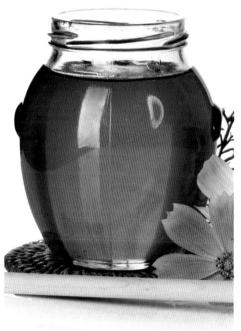

◆ 蜂蜜黄瓜汤

主　料：黄瓜1根。

调　料：蜂蜜100克。

做　法：

1.黄瓜洗净，去瓤，切成条。

2.将黄瓜条加少许水煮沸，趁热加入蜂蜜，再煮沸即可。

猕猴桃

✦ 和胃通淋可解郁

别　　　名　毛桃、藤梨、奇异果。

性味归经　味甘、酸，性寒；归脾、胃经。

建议食用量　每天1~2个（100~200克）。

营养成分

糖类、蛋白质、脂肪、维生素C、胡萝卜素、硫胺素、猕猴桃碱、果胶、钾、磷、钙、镁、铁等。

调经功效

猕猴桃中含有的血清促进素具有稳定情绪、镇静的作用，另外它所含的天然肌醇，有助于脑部活动，因此能帮助缓解月经不调女性的忧郁症状。

良方妙方

1. 消化不良、食欲不振：猕猴桃干果60克。水煎服。

2. 烦热口渴：猕猴桃果实30克。水煎服。

3. 糖尿病：猕猴桃果实60克，天花粉30克。水煎服。

4. 尿路结石：猕猴桃果实15克。水煎服。

食用功效

猕猴桃含有丰富的膳食纤维，可以促进胃肠道蠕动，促进食物的消化；猕猴桃还含有丰富的果胶，果胶有着润肠通便的作用，可以帮助清除肠道中的残留废料，促进排便，改善便秘；猕猴桃中的赖氨酸、甲硫氨基酸是帮助肉碱合成的必需氨基酸，而肉碱则是促进脂肪燃烧的有效成分，可以将体内多余的脂肪转化为热量；多食用猕猴桃，还能阻止体内产生过多的过氧化物，防止老年斑的形成，延缓人体衰老。

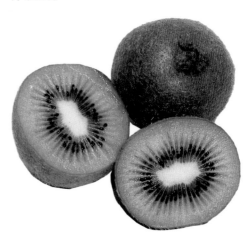

注意事项

脾胃虚寒者不宜多食。

经典论述

1.《本草拾遗》："猕猴桃味咸温无毒，可供药用，主治骨节风，瘫痪不遂，长年白发，痔病，等等。"

2.《证类本草》："味甘酸，生山谷，藤生著树，叶圆有毛，其果形似鸭鹅卵大，其皮褐色，经霜始甘美可食。"

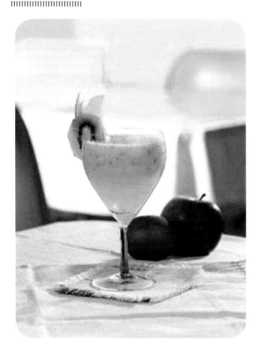

◆ 猕猴桃汁

主　料：猕猴桃 2 个。

调　料：白糖适量。

做　法：将猕猴桃洗干净，去皮，与凉开水一起放入榨汁机中榨出果汁，倒入杯中。加入白糖即可饮用。

◆ 猕猴桃菠萝苹果汁

主　料：猕猴桃 1 个，菠萝半个，苹果 1 个。

做　法：

1.猕猴桃用勺将果肉挖出。

2.苹果洗净，去核，切块。

3.菠萝去皮，切块，用淡盐水浸泡 10 分钟。

4.将猕猴桃、苹果和菠萝倒入榨汁机中，加适量凉开水，搅打成汁即可。

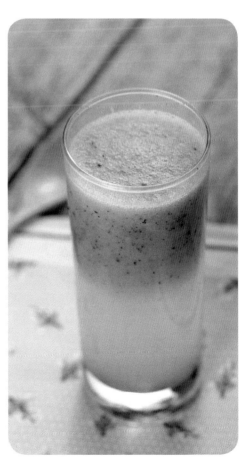

薏米

❖ 清热祛湿又养颜

别　　　名　薏苡仁、薏仁、苡仁。

性味归经　味甘、淡，性凉；归脾、胃、肺经。

建议食用量　每次50~100克。

营养成分

蛋白质、脂肪、碳水化合物、矿物质、膳食纤维、维生素 B_2、维生素 E、多种氨基酸、薏苡仁醇、薏苡素、薏苡酯、三萜类化合物、硒等。

调经功效

薏米有利水消肿、健脾去湿、舒筋除痹、清热排脓等功效，同时又是一种美容食品，常食可以保持人体皮肤光泽细腻；薏米中含有的薏苡酯，具有滋补作用；含有的薏苡仁醇是利尿排毒的有效成分。

良方妙方

月经不调：生薏苡仁、山药、粳米各100克，龙眼肉15克。将所有材料洗净熬粥即可。具有健脾益气之功效，女性可在月经期间食用，有助于恢复血气。

食用功效

薏米含有人体必需的8种氨基酸，对于久病体虚者、老人都是比较好的药用食物，可经常食用。薏米不论用

于滋补还是用于治病，作用都较为缓和，微寒而不伤胃，益脾而不滋腻，作用胜于其他谷类。在盛夏多吃薏米可以及时补充高温下的体力消耗，起到增强免疫力的作用。

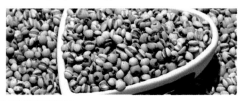

注意事项

便秘、尿多者及孕早期的妇女应忌食。

经典论述

《本草纲目》："健脾益胃，补肺清热，祛风胜湿。"

养生食谱

◆ 薏米山药粥

主　料：薏米80克，山药150克。

辅　料：小枣20克，冰糖适量。

做　法：

1. 薏米洗净，小枣洗净。

2. 山药去皮切小滚刀块。

3. 先将薏米倒入锅中加水烧开，转小火30分钟，加入山药、小枣，用小火慢熬，等食物煮烂加入冰糖即可。

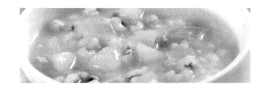

第三章

精选中药材
——调畅月经效果佳

第一节　补气调经类中药材

人参

• ──► 大力补气摄血之品

别　　　名　血参、黄参、孩儿参。

性味归经　味甘、微苦，性平；归脾、肺、心经。

用法用量　煎汤，3~10克，大剂量10~30克。

营养成分

葡萄糖、果糖、蔗糖、维生素 B_1、维生素 B_2、人参皂苷、挥发油、人参酸、泛酸、多种氨基酸、胆碱、酶精胺等。

调经功效

人参被历代医家称为大补元气之品，其补气摄血之功效强，尤其适用于气虚摄血之力不足而致经血过多甚至是崩漏者食用。

良方妙方

月经不调：人参、熟地黄、菟丝子、远志、五味子各9克，山药15克，山茱萸12克，水煎，分两次服，每日1剂。适用于肾虚型月经先后不定期者。

功用疗效

大补元气，复脉固脱，补脾益肺，生津，安神。用于体虚欲脱，肢冷脉微，脾虚食少，肺虚喘咳，津伤口渴，内热消渴，久病虚羸，惊悸失眠；心力衰竭，心源性休克。

注意事项

人参忌与萝卜同食；服食人参后，忌饮茶；不宜与葡萄同食。人参无论是煎服还是炖服，忌用五金炊具。实证、热证而正气不虚者忌服。

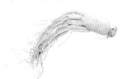

养生药膳

◆ 人参花白菊枸杞子茶

配　方：人参花、杭白菊各5克，枸杞子6粒。

做　法：将上述材料一起放入杯中，倒入沸水，盖盖子闷泡约5分钟后饮用。

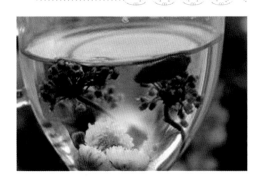

党参

补中益气又养血

别　　　名　东党、台党、上党人参。

性味归经　味甘，性平；归脾、肺经。

用法用量　煎汤，6~15克；或熬膏，入丸、散。生津、养血宜生用，补脾益肺宜炙用。

营养成分

淀粉、蔗糖、葡萄糖、菊糖、皂苷、生物碱、黏液质、树脂等。

调经功效

党参为临床常用的补气药，功能补脾益肺，效近人参而较弱，烈性因此减低，适用于月经不调、气虚不足者。另党参养血效果较好。

良方妙方

1.妇女崩漏，月经不调：党参、川芎各6克，白术、白茯苓、白芍药、当归各9克，黄芪、熟地黄各12克，甘草3克，生姜3片，大枣2个。每服12克，去渣温服，不拘时。

2.痛经：党参、当归各15克，川芎10克，白芍12克，艾叶6克，阿胶10克(烊化冲服)，水煎服，每日1剂，分2次服。适用于气血不足者。

功用疗效

补中益气，健脾益肺。用于脾肺虚弱，气短心悸，食少便溏，虚喘咳嗽，内热消渴。

注意事项

党参不宜与藜芦同用。有实邪者忌服。

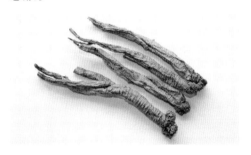

养生药膳

◆ 党参黄花山药粥

配　方：党参10克，黄花40克，山药、糯米各50克。

做　法：党参、黄花洗净切片，山药洗净切丁，砂锅中放糯米和水、山药丁、党参、黄花一起煲制30分钟即可。

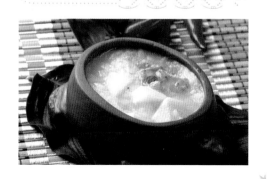

黄芪

调经补气不可少

别　　　名　绵芪、绵黄芪、黄蓍。

性味归经　味甘，性温；归肺、
　　　　　　脾经。

用法用量　煎服，9~30克；蜜
　　　　　　炙可增强其补中益气
　　　　　　的作用。

营养成分

皂苷、蔗糖、多糖、氨基酸、叶酸、
硒、锌、铜等。

调经功效

黄芪中的多糖类和总黄酮类活性
物质，具有补气力、增强抵抗力等功效，
有助于改善气血亏虚型的月经不调。

良方妙方

月经不调：黄芪、党参各30克，
大枣8枚，猪瘦肉适量，加适量水煎
汤。吃参、枣、肉及饮汤。适用于气
虚型月经不调（月经提前量多，色淡红，
稀薄，神疲乏力，舌淡，脉细弱）。

功用疗效

补气固表，利尿排毒，排脓，敛
疮生肌。用于气虚乏力，食少便溏，
中气下陷，久泻脱肛，便血崩漏，表
虚自汗，气虚水肿，痈疽难溃，久溃
不敛，血虚萎黄，内热消渴；慢性肾
炎蛋白尿，糖尿病。

注意事项

实证和阴虚阳盛者忌用。

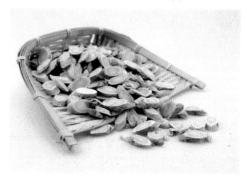

养生药膳

◆ 黄芪升麻茶

配　　方：黄芪30克，郁李仁10克，
升麻5克，防风3克，蜂蜜适量。

做　法：

1.将黄芪、升麻、郁李仁、防风
研为粗末，置杯中。

2.将药末用沸水冲泡20分钟后，
加入蜂蜜，即可饮用。

3.每日1剂，频频代茶饮服。

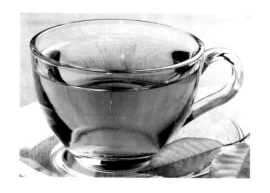

香附

·❀· 行气解郁善调经

别　　　名　莎草、香附子、香头草。

性味归经　味辛、微苦、微甘，性平；归肝、脾、三焦经。

用法用量　内服：煎汤，5~10克；或入丸、散。

营养成分

葡萄糖、果糖、淀粉、挥发油等。

调经功效

香附历来被誉为"气病之总司，女科之主帅也"。女子血脉是否通畅和肝是否条达有密切关系，香附疏肝解郁、理气的临床效果佳，因此也常用于调经。

良方妙方

1. 月经不调：香附9克，郁金、当归各6克，车前子12克，枸杞子20克。水煎服。每日1剂，分3次服用。

2. 月经不调，赤白带下，胎气不固：香附250克，醋煮，焙为末，醋和丸，如桐子大。每服30~40丸，以米汤送下。

功用疗效

行气解郁，调经止痛。用于肝郁气滞，胸、胁、脘、腹胀痛，消化不良，胸脘痞闷，寒疝腹痛，乳房胀痛，月经不调，经闭痛经。

注意事项

香附独用、多用、久用，耗气损血。气虚无滞，阴虚、血热者慎服。

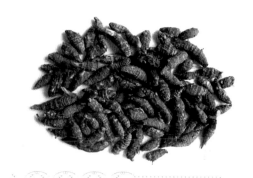

养生药膳

◆ 香附丝瓜蘑菇

配　方：香附10克，丝瓜50克，蘑菇60克。

做　法：香附去杂质洗净，丝瓜切成5厘米条，姜切片，葱切段，蘑菇切条备用。锅烧热下入姜葱爆香，放入蘑菇、丝瓜、香附、盐、味精等调好口味，翻炒至熟即可。

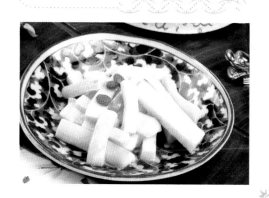

白扁豆

❀ 健脾化湿调水液

别　　　名	峨眉豆、扁豆子、茶豆。
性 味 归 经	味甘，性微温；归脾、胃经。
用 法 用 量	煎汤，9~15克；或生品捣研水绞汁。

营养成分

蛋白质、糖分、胡萝卜素、维生素 B_1、维生素C、棕榈酸、亚油酸、反油酸、硬脂酸、胡芦巴碱、蛋氨酸、植物凝集素、钙、铁等。

调经功效

白扁豆是健脾的良药，脾主运化和助湿气，脾健则可以很好地调理体内水液代谢和湿气，改善月经不调出现水肿等水液代谢失常以及带下过多的症状。

良方妙方

1.赤白带下：白扁豆适量，炒后研为细末。用时，取药末6克，以米汤送服。

2.水肿：扁豆适量，炒黄，磨成粉。每日早、中、晚饭前各服1次，成人9克，以灯心汤调服。

功用疗效

健脾化湿，和中消暑。用于脾胃虚弱，食欲不振，大便溏泻，白带过多，暑湿吐泻，胸闷腹胀。

注意事项

白扁豆不宜多食；白扁豆有小毒，烹制时间要长，以化毒性。患寒热病者忌食。

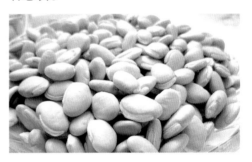

养生药膳

◆ 白扁豆莲藕炖排骨

配　　方：白扁豆50克，莲藕150克，排骨250克。

做　　法：白扁豆泡软，莲藕去皮切块，排骨剁块余水一同放入锅中，加入清水煲至熟软调味即可。

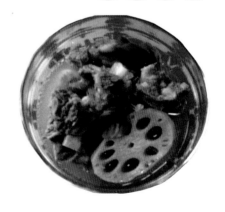

第二节　补血活血类中药材

丹参

❀❀❀ 活血通经祛瘀痛

别　　　　名　紫丹参、红丹参。

性味归经　味苦，性微寒；归心、肝经。

用法用量　内服：煎汤，5~15克，大剂量可用至30克。

营养成分

丹参酮、隐丹参酮、异丹参酮、丹参内酯、丹参酸、原儿茶酸、琥珀酸等。

调经功效

丹参有养血安神的作用，被历代医家誉为调经、产后要药。

良方妙方

1.月经不调：当归、黄芪各12克，淫羊藿15克，丹参24克，阿胶10克（单独溶化），桂枝5克，分两次煎服，每日1剂。适用于肾虚血亏之月经后期或量少者。

2.血瘀经闭，月经不调，痛经：丹参60克，红花、月季花各15克。上药以白酒500毫升浸渍。每次饮1小杯。本方名为丹参酒，具有活血化瘀、调经等功效，亦用于冠心病、心绞痛。

功用疗效

祛瘀止痛，活血通经，清心除烦。用于月经不调，经闭痛经，癥瘕积聚，胸腹刺痛，热痹疼痛，疮疡肿痛，心烦不眠；肝脾肿大，心绞痛。

注意事项

丹参忌与醋、羊肝、葱、牛奶等同服。部分人服用丹参会出现过敏反应，或者胃痛。无瘀血者慎服；大便不实者忌服。

养生药膳

◆ 丹参茶

配　方：丹参2克，绿茶3克。

做　法：在杯中放入丹参、绿茶及适量沸水，闷泡5分钟即可。

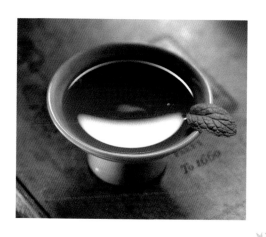

白芍

❖ 养血调经能敛阴

别　　　名	白芍、生白芍、白芍药。
性味归经	味苦、酸，性微寒；归肝、脾经。
用法用量	煎汤，5~12克；或入丸、散。

营养成分

芍药苷、氧化芍药苷、苯甲酰芍药苷、白芍苷、药苷无酮、没食子酰芍药苷、β-蒎-10-烯基-β-巢菜苷、芍药新苷、芍药内酯、β-谷甾醇、胡萝卜苷、右旋儿茶精、挥发油等。

调经功效

白芍能养血敛阴，常与当归、熟地黄、川芎等药配合治疗妇科疾患。白芍还有养血的作用，可以治疗面色萎黄、面部色斑、无光泽，其养血而柔肝，缓急而止痛，故可用于肝气不和所致的胸胁疼痛、腹痛、痛经。

良方妙方

1.月经不调：益母草30克，白芍、白术各12克，水煎，每日1剂，分两次服。用于月经后期与量少者。

2.痛经：白芍100克，干姜40克。上药共为细末，分成8包。月经来时，每日服1包，以黄酒为引，连服3周。

功用疗效

平肝止痛，养血调经，敛阴止汗。用于头痛眩晕，胁痛，腹痛，四肢挛痛，血虚萎黄，月经不调，自汗，盗汗。

注意事项

虚寒腹痛泄泻者慎服。

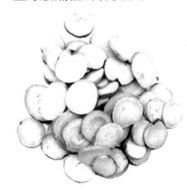

养生药膳

◆ 当归白芍茶

配　　方：当归10克，白芍15克。

做　　法：将上述材料一起放入杯中，冲入沸水，盖盖子闷泡约15分钟后饮用。

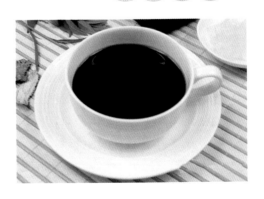

赤芍

❖ 凉血调经不留瘀

别　　　名　山芍药、木芍药、赤芍药。

性味归经　味苦，性微寒；归肝经。

用法用量　煎汤，5~15克；或入丸、散。

营养成分

芍药苷、氧化芍药苷、苯甲酰芍药苷、白芍苷、芍药苷无酮、没食子酰芍药苷、芍药新苷、胡萝卜苷、右旋儿茶精、挥发油等。

调经功效

赤芍凉血活血，是不可多得的凉血而又不留瘀的中药，临床常用于治疗血热津伤而血脉瘀滞的月经不调。

良方妙方

妇人血崩不止，赤白带下：香附子、赤芍药各等份。上药为末，入盐少许，加水400毫升，煎至200毫升，去渣。饭前服。

功用疗效

清热凉血，散瘀止痛。用于温毒发斑，吐血衄血，目赤肿痛，肝郁胁痛，经闭痛经，癥瘕腹痛，跌扑损伤，痈肿疮疡。

注意事项

血虚者慎服。

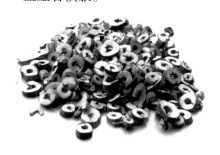

养生药膳

◆ 赤芍银花炒肉丝

配　　方：赤芍30克，金银花、西芹各50克，里脊肉丝150克，葱、姜、盐、味精、胡椒粉、植物油各适量。

做　　法：

1. 赤芍、金银花放入锅内，加水适量，煎煮15分钟，取药汁备用。

2. 里脊肉、西芹切成丝，锅内放少许底油，爆香葱姜，下肉丝熟香放入西芹丝、盐、味精、胡椒粉翻炒熟即可食用。

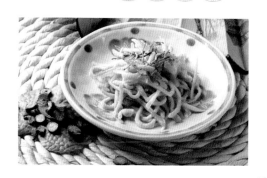

熟地黄

益精填髓补血

别　　　名　熟地。

性味归经　味甘，性微温；归肝、肾经。

用法用量　煎汤，10~30克；或入丸、散；或熬膏；或浸酒。

营养成分

氨基酸、单糖、益母草苷、桃叶珊瑚苷、梓醇、地黄苷、地黄素、焦地黄素、焦地黄内酯、地黄苦苷元、脂肪酸等。

调经功效

熟地黄能补血滋阴而养肝益肾，凡血虚阴亏、肝肾不足所致的眩晕，均可应用。补血常与当归、白芍等同用；配当归、白芍、香附等药，可用治月经不调；配阿胶、当归、白芍等，可用于崩漏。

功用疗效

滋阴补血，益精填髓。用于肝肾阴虚，腰膝酸软，骨蒸潮热，盗汗遗精，内热消渴，血虚萎黄，心悸怔忡，月经不调，崩漏下血，眩晕，耳鸣，须发早白。

良方妙方

月经不调：熟地黄20克，白芍5克，川芎5克，益母草膏40克。上药制成丸剂，每服6克，日服2次。膏剂，每服15克，日服2次。补血调经，祛瘀生新。

注意事项

忌萝卜、葱白、韭白、薤白。脾胃虚弱、气滞痰多、腹满便溏者忌服。

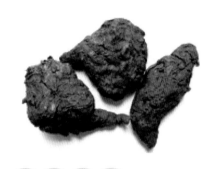

养生药膳

◆ 地黄炒鸡心

配　方：熟地黄12克，鸡心200克，红椒50克。

做　法：熟地黄煎取浓汁调盐、味精加芡粉搅匀备用，锅底油煸香葱、姜、红椒，下入鸡心爆炒至熟，烹芡汁炒匀即可。

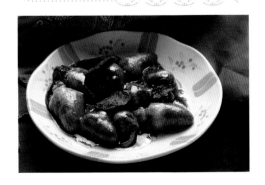

生地黄

清热凉血又滋阴

别　　　名	生地、地黄、鲜地黄。
性味归经	味甘，性寒；归心、肝、肾经。
用法用量	煎汤，10~15克，大剂量可用至30克。

营养成分

葡萄糖、蔗糖、维生素A类物质、氨基酸、β-谷甾醇、地黄素、梓醇、甘露醇、生物碱等。

调经功效

鲜生地黄甘寒多汁，略带苦味，性凉而不滞，质润而不腻，主要功用为清热生津，凉血止血而不留瘀。

良方妙方

1.经期延长：生地黄、黄精（制）、粳米各30克。生地黄、黄精水煎后去渣取汁，入粳米同煮为粥。本方适用于阴虚内热所致的经期延长。

2.月经不调：生地黄45克，大米适量，将生地黄煎汤去渣取汁，大米煮成粥加入药汁及冰糖适量，调匀服食，适用于血热型者（月经提前，色红量多，心烦口渴，大便干燥，舌红苔黄，脉数）。

功用疗效

清热凉血，养阴，生津。用于热病舌绛烦渴，阴虚内热，骨蒸劳热，内热消渴，吐血，衄血，发斑发疹。

注意事项

生地黄与萝卜、葱白、韭白、薤白相克。脾虚泄泻、胃寒食少、胸膈有痰者慎服。

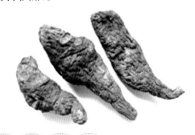

养生药膳

◆ 生地黄桃仁炒丝瓜

配　方：生地黄5克，核桃仁100克，丝瓜350克，银杏30克。

做　法：

1.生地黄清洗干净，加水蒸20分钟，取汤汁备用。

2.核桃仁去皮炸香，丝瓜切条飞水。

3.锅内放少许油放入核桃仁、丝瓜、生地黄汁、银杏，加盐调好味，翻炒至熟即可。

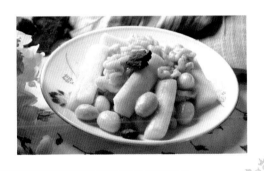

红花

活血调经止痛

别　　　名　草红花、红蓝花、刺红花。

性 味 归 经　味辛，性温；归心、肝经。

用 法 用 量　煎汤，3~10克。

营养成分

红花黄色素、红花苷、红花油等。

调经功效

红花辛散温通，少用活血，多用祛瘀，为治瘀血阻滞之要药，尤为妇女调经常用之品。在配伍方面，本品每与桃仁相须为用，活血则加当归、川芎、芍药等；祛瘀则加用三棱、莪术、大黄、蟅虫等。

妙方良方

1.经来量少：山楂30克，红花15克，白酒250毫升，将上药入酒中浸泡1周。每次25~30毫升，每日2次，视酒量大小，不醉为度，可活血化瘀。主治经来量少、紫黑有块、腹痛、血块排出后痛减。

2.经行头痛：红花、桃仁、白芍、当归各9克，川芎6克，熟地黄12克，水煎，分两次服。用于血瘀者。

功用疗效

活血通经，散瘀止痛。用于经闭，痛经，恶露不行，癥瘕痞块，跌扑损伤，疮疡肿痛。

注意事项

溃疡病及出血性疾病者慎用。

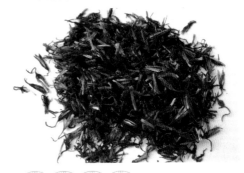

养生药膳

◆ 红花玫瑰茶

配　　方：红花15克，玫瑰花10朵。

做　　法：将上述材料一起放入杯中，冲入沸水，盖盖子闷泡3~5分钟后饮用。

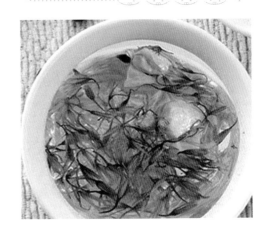

桑椹

养阴补血益肝肾

别　　　名　桑实、乌葚、文武实。

性 味 归 经　味甘，性寒；归心、
　　　　　　肝、肾经。

用 法 用 量　煎汤，10~15克；或熬
　　　　　　膏、浸酒、生啖。

营养成分

葡萄糖、鞣酸、维生素 B_1、维生素 B_2、维生素C、苹果酸、胡萝卜素、脂肪酸、钙、铁、锌等。

调经功效

桑椹含有多种人体必需的氨基酸及钙、铁、锌等多种矿物元素，具有良好的补益调养作用。

良方妙方

1.闭经：桑椹子15克，红花3克，鸡血藤30克。上药加黄酒和水煎，每日1剂，分2次服用。

2.贫血：鲜桑椹子60克，桂圆肉30克。上药加水煎，直至熟烂。每日1剂，分2次服用。

功用疗效

补血滋阴，生津润燥。用于眩晕耳鸣，心悸失眠，须发早白，津伤口渴，内热消渴，血虚便秘。

注意事项

桑椹不可多食久服，否则易致鼻出血。脾胃虚寒、腹泻的人勿服。

经典论述

1.《本草纲目》："捣汁饮，解酒中毒，酿酒服，利水气，消肿。"

2.《唐本草》："单食，主消渴。"

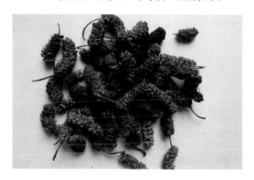

养生药膳

◆ 桑椹烩鸡球

配　　方：桑椹25克，仔鸡肉200克，草菇30克，枸杞子6克。

做　　法：仔鸡肉码味上浆滑熟，加清汤、桑椹、草菇、枸杞子、盐、鸡粉、味精、胡椒粉勾芡即可。

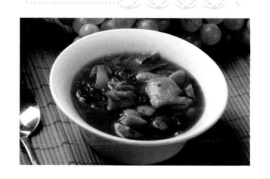

月季花

✿ 活血调经之"花中皇后"

别　　　名	四季花、月月红。
性 味 归 经	味甘，性温；归肝、肾经。
用 法 用 量	内服：煎汤或开水泡服，3~6克，鲜品9~15克。

营养成分

挥发油、牻牛儿醇、橙花醇、香茅醇、葡萄糖苷、没食子酸、槲皮苷、鞣质、色素等。

调经功效

月季花祛瘀、行气、止痛的作用明显，临床上常被用于治疗月经不调、痛经等症。

良方妙方

1.月经不调：鲜月季花每次15~21克，开水泡服，连服数次。

2.月经推迟：月季花10克，红糖30克，共煎汤，冲甜酒二匙服用。或佛手10~15克，用开水泡茶，随意饮用。适用于肝郁气滞型月经推迟者（月经推迟或先后不定，量少，色黯红，小腹胀坠，乳房胀痛，舌苔薄白，脉弦）。

功用疗效

活血调经，疏肝解郁。用于气滞血瘀，月经不调，痛经，闭经，胸胁胀痛。

注意事项

用量不宜过大，多服久服可引起腹痛及便溏腹泻。

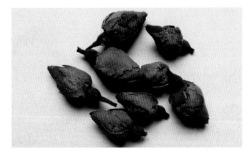

养生药膳

◆ 月季花茶

配　　方：月季花干品6朵，代代花干品3克。

做　　法：将月季花、代代花放入杯中，倒入沸水，盖盖子闷泡约3分钟后饮用。

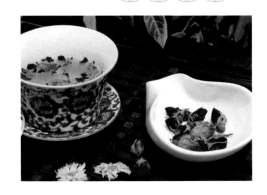

玫瑰花

和血养颜的"解郁圣药"

别　　　　名	刺玫花、徘徊花、穿心玫瑰。
性 味 归 经	味甘、微苦，性温；归肝、脾经。
用 法 用 量	内服，温饮30~60克。

营养成分

糖类、挥发油、维生素C、槲皮苷、苦味质、鞣质、脂肪油、有机酸（没食子酸）、红色素、黄色素、蜡质、β-胡萝卜素、植物黄质、γ-胡萝卜素等。

调经功效

玫瑰花入血分，具有和血散瘀作用，治疗月经不调以及损伤瘀血等症，可配合当归、川芎、泽兰叶等药同用。

良方妙方

1. 月经不调：玫瑰花根6~9克，水煎后冲入黄酒及红糖，早晚各服1次。

2. 月经过多：玫瑰花根9克，鸡冠花9克，水煎去渣，加红糖服。

3. 原发性痛经：当归、月季花、玫瑰花各12克，香附15克，熟地黄、白芍各10克，青皮、枳壳各9克，川芎8克。水煎服。每日1剂。

功用疗效

行气解郁，和血、止痛。用于肝胃气痛，食少呕、恶，月经不调，跌扑伤痛。

注意事项

阴虚火旺者慎服。

经典论述

《纲目拾遗》："和血，行血，理气。"

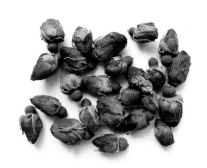

养生药膳

◆ 玫瑰活血茶

配　方：玫瑰花5朵，洋甘菊4克，金盏花3朵。

做　法：将上述材料混合，与适量沸水放入杯中，闷泡10分钟即可。

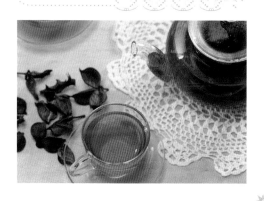

红枣

🌟 补血调经的"天然维生素丸"

别　　　名	大枣、枣子。
性味归经	味甘，性平温；归脾、胃经。
建议食用量	每天5~10枚（50~100克）。

营养成分

蛋白质、膳食纤维、糖类、维生素C、磷、钾、钠、钙、桦木酸、山楂酸、光千金藤碱、N-去甲基荷叶碱、黄酮苷、大枣皂苷等。

调经功效

红枣性质平和，能培补脾胃，为调补脾胃的常用辅助药。民间常用为补血的药物，治疗血虚等症；因此近年来临床上用它补血以止血，是人们熟悉的补血调经品。

良方妙方

1.月经不调：大枣20枚，益母草、红糖各10克，加水炖饮汤，每日早晚各1次。适宜于经期受寒所致月经后延、月经过少等症。

2.闭经：大枣、红糖各100克，生姜25克。水煎代茶饮，连服至月经来潮为止。

功用疗效

补中益气，养血安神。用于脾虚食少，乏力便溏，妇人脏躁。

注意事项

枣不宜与黄瓜、萝卜同食。枣忌与退热药同用，否则会降低人体对药物的吸收速度。腹胀呕吐者、黄疸、糖尿病患者忌食。

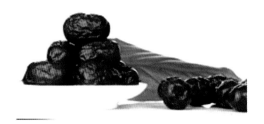

养生药膳

◆ 人参红枣茶

配　方：人参3~5克，大枣10颗。

做　法：在保温杯中放入人参片及去核的大枣，加沸水，闷泡15分钟即可。

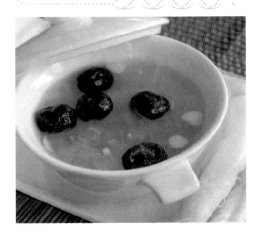

当归

补血活血，调经止痛

别　　　名	云归、马尾归、秦哪。
性味归经	味甘、辛，性温；归肝、心、脾经。
用法用量	煎汤，6~12克；或入丸、散；或浸酒。

营养成分

挥发油、蔗糖、维生素 B_{12}、维生素 A 类物质、油酸、亚油酸、谷甾醇、亚叶酸、凝胶因子、生物素等。

调经功效

当归功能补血，常与黄芪、党参等配伍，以治血虚体弱；因它又能活血，故可用于调经，为妇科常用药品。治月经不调、经行愆期或过少，常与熟地黄、白芍、川芎等配伍；治经行腹痛，常与香附、延胡索等同用；治经闭不通，可与桃仁、红花等配伍；治崩漏，可与阿胶、地黄、艾叶等同用。

良方妙方

月水不通：当归（切，焙）30克，干漆（炒烟出）、川芎各15克。上三味捣，箩为末，炼蜜和丸，如梧桐子大。每服20丸，温酒下。

功用疗效

补血活血，调经止痛，润肠通便。

用于血虚萎黄，眩晕心悸，月经不调，经闭痛经，虚寒腹痛，肠燥便秘，风湿痹痛，跌扑损伤，痈疽疮疡。酒当归活血通经。用于经闭痛经，风湿痹痛，跌扑损伤。

注意事项

湿阻中满、大便溏泄者慎服。

养生药膳

◆ 当归乌鸡汤

配　方：乌骨鸡肉250克，盐5克，味精3克，酱油2毫升，油5毫升，当归20克，田七8克。

做　法：

1. 把当归、田七用水洗干净，然后用刀剁碎。

2. 把乌骨鸡肉用水洗干净，用刀剁成块，放入开水中煮5分钟，再取出过冷水。

3. 把所有的材料放入炖锅中，加水，慢火炖3小时，最后调味即可。

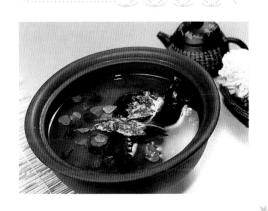

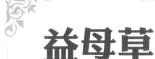

益母草

❖ 活血利尿调经

别　　　名　益母、益母蒿、益
　　　　　　母艾。

性 味 归 经　味苦、辛，性微寒；归
　　　　　　肝、心包经。

用 法 用 量　煎汤，10~15克；熬膏
　　　　　　或入丸、散。

营养成分

维生素A、益母草碱、水苏碱、益母草宁、月桂酸、苯甲酸、多量氯化钾、亚麻酸、甾醇、油酸、芸香苷、精氨酸等。

调经功效

益母草辛开苦泄，能活血调经、祛瘀生新，为妇科经产要药，常用于月经不调、痛经，产后恶露不尽及瘀滞腹痛，可单味熬膏服用，也可与当归、川芎、赤芍等配伍应用。

良方妙方

1.月经不调：鸡蛋2个，益母草30克，将鸡蛋洗净，同益母草加水共炖，蛋熟后去壳再煮20分钟，吃蛋饮汤。适用于瘀血阻滞所致的月经过少、月经后延等症。

2.气滞血瘀痛经：益母草12克，延胡索15克，丹参20克，木香9克。上药共研粉末，装瓶备用。每次6克，开水冲服，每日3次。

功用疗效

活血调经，利尿消肿。用于月经不调，痛经，经闭，恶露不尽，水肿尿少，急性肾炎水肿。

注意事项

阴虚血少者忌服。

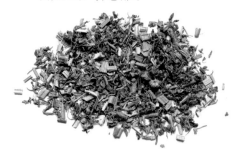

养生药膳

❖ 益母草生姜茶

配　　方：益母草15克，生姜10克。

做　　法：将上述材料一起放入砂锅中，倒入适量清水，大火烧开后小火煎煮约20分钟，滤取汤汁，温热饮用。

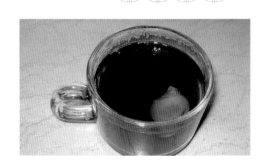

枸杞子

滋补肝肾调气血

别　　　名	苟起子、枸杞子豆、血杞子。
性 味 归 经	味甘,性平;归肝、肾经。
用 法 用 量	煎汤,5~15克;或入丸、散、膏、酒剂。

营养成分

氨基酸、枸杞子多糖、胡萝卜素、硫胺素、维生素 B_2、烟酸、维生素C、甜菜碱、玉蜀黍黄质,酸浆果红素、隐黄质、东莨菪素等。

调经功效

枸杞子有补益肝肾之功,不论肾阴虚亏或肾阳不足,皆可应用。肾是气血之源,肝主血脉的运行,肝肾得补,气血也随着得到调补。

良方妙方

1.肝肾不足型闭经:枸杞子24克,女贞子21克,红花9克,水煎服,每日2次。

2.气血不足型闭经:枸杞子、黄芪各30克,乳鸽1只(去毛和内脏),放炖盅内加水适量,隔水炖熟,吃肉饮汤。

功用疗效

滋补肝肾,益精明目。用于虚劳精亏,腰膝酸痛,眩晕耳鸣,内热消渴,血虚萎黄,目昏不明。

注意事项

外邪实热,脾虚有湿及泄泻者忌服。

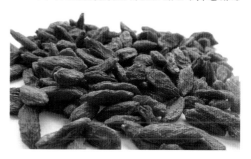

养生药膳

◆ 枸杞子桂圆茶

配　　方:桂圆肉干品10克,红枣10枚,枸杞子3粒,莲子20克,红糖适量。

做　　法:将桂圆肉、红枣、枸杞子、莲子一起放入锅中,倒入适量清水,大火烧沸,小火煎煮至莲子软烂,调入红糖后服用。

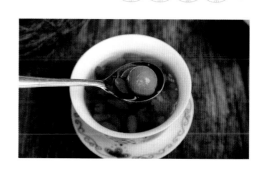

阿胶

滋阴补血又止血

别　　　名　驴皮胶、傅致胶、盆
覆胶。

性 味 归 经　味甘，性平；归肝、
肺、肾经。

用 法 用 量　烊化兑服，5~10克。

营养成分

甘氨酸、脯氨酸、谷氨酸、丙氨酸、
精氨酸、天冬氨酸、赖氨酸、苯丙氨酸、
丝氨酸、组氨酸、钾、钠、钙、镁、铁、
铜、锰、锌、银、钛等。

调经功效

阿胶善于止血，对一切失血之症，
均可应用，然以咯血、便血、崩漏等
用之较为适宜。对出血而出现的血虚
症候，应用阿胶既能止血，又能补血，
有标本兼顾之效。

良方妙方

肝肾精血虚弱引起的月经不调、
崩漏：女贞子、生地黄、熟地黄各15克，
知母、阿胶各9克，首乌、当归、白芍、
黄柏、旱莲草各12克。水煎服。每日
1剂，分3次服用。

功用疗效

补血滋阴，润燥，止血。用于血
虚萎黄，眩晕心悸，肌痿无力，心烦
不眠，虚风内动，肺燥咳嗽，劳嗽咯血，
吐血尿血，便血崩漏，妊娠胎漏。

注意事项

服用阿胶前后2小时内，忌吃萝
卜、大蒜、浓茶，否则会降低阿胶功效。
阿胶忌油腻的食物，畏大黄。咳嗽痰
多者慎用。

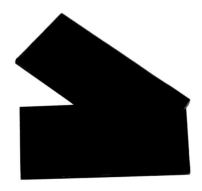

养生药膳

◆　阿胶桂圆茶

配　　方：桂圆5克，阿胶3克，
红枣1个。

做　　法：将茶材放入杯中，加沸
水，闷泡10分钟，取汁饮。

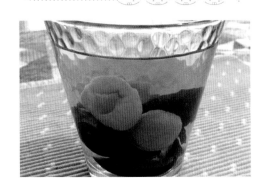

覆盆子

补肾填精髓

别　　　名　覆盆、乌藨子、小托盘。

性 味 归 经　味甘、酸，性温；归肾、膀胱经。

用 法 用 量　煎汤，5~10克；或入丸、散，亦可浸酒或熬膏。

营养成分

氨基酸、糖类、维生素C、没食子酸、β-谷甾醇、覆盆子酸等。

调经功效

覆盆子油含有不饱和脂肪酸，可促进荷尔蒙的分泌，有补肾填精髓的作用，可用于肾虚型月经不调。

良方妙方

添精补髓，疏利肾气：枸杞子240克，菟丝子（酒蒸，捣烂）240克，五味子（研碎）60克，覆盆子（酒洗，去目）120克，车前子（扬净）60克。上药焙晒干，共为细末，炼蜜丸，如梧桐子大。白天空腹服90丸，晚上上床睡觉前服50丸，以温开水送下；冬季用温酒送下。

功用疗效

益肾，固精，缩尿。用于肾虚遗尿，小便频数，阳痿早泄，遗精滑精。

注意事项

覆盆子泡茶时，不宜搭配其他花茶。肾虚有火，小便短涩者慎服。

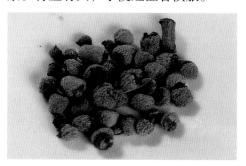

养生药膳

◆ 覆盆子炒腰花

配　　方：覆盆子12克，木耳10克，冬笋片35克，猪腰200克，盐、味精、料酒、胡椒粉、淀粉各适量。

做　　法：猪腰去腰臊，切麦穗花刀飞水备用；覆盆子煎取浓汁，调盐、味精、料酒、胡椒粉、淀粉备用；锅中油烧热煸香葱姜，下冬笋片、木耳、腰花入芡汁炒匀即可。

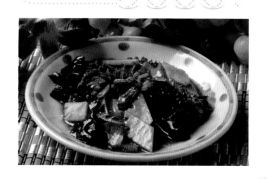

山楂

活血化瘀可调经

别　　　　名	山里红、红果。
性 味 归 经	味甘、酸，性微温；归脾、胃、肝经。
建议食用量	每次3~4个（50克）。

营养成分

皮苷、蛋白质、脂肪、胡萝卜素、烟酸、黄酮苷类（如牡荆素、荭草素、山楂纳新）、三萜类化合物（如齐墩果酸、熊果酸、山楂酸等）、槲皮素、维生素C、磷、铁、钙等。

调经功效

山楂功能活血化瘀，用治产后瘀滞腹痛、恶露不尽，常与当归、川芎、益母草等配伍。

良方妙方

1.月经不调：生山楂50克，水煎去渣，冲入红糖40克，热饮。适用于月经后期及量少者。

2.产妇恶露不尽，腹中疼痛：山楂100枚，打碎煎汤，入砂糖少许，空腹温服。

功用疗效

消食健胃，行气散瘀。用于肉食积滞，胃脘胀满，泻痢腹痛，瘀血经闭，产后瘀阻，心腹刺痛，疝气疼痛；高脂血症。焦山楂消食导滞作用增强。用于肉食积滞，泻痢不爽。

注意事项

不可过食山楂，易损害牙齿；胃酸过多、消化性溃疡等人忌食；脾胃虚弱者慎服。

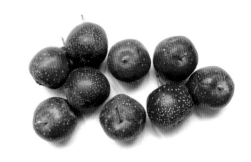

养生药膳

◆ 红枣山楂当归茶

配　方：红枣2颗，山楂3克，当归2克。

做　法：将所有茶材放入杯中，冲入沸水，闷泡10分钟即可。

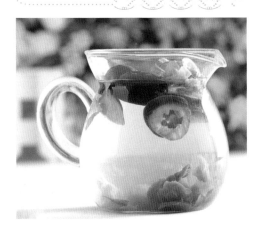

第三节　安神调经类中药材

酸枣仁

宁心安神助调经

别　　名　枣仁、酸枣核。

性味归经　味甘、酸，性平；归肝、胆、心经。

用法用量　煎汤，6~15克；研末，每次3~5克。

营养成分

脂肪油、蛋白质、维生素C、白桦脂醇、白桦脂、酸枣多糖、酸枣皂苷等。

调经功效

酸枣仁养阴血、益心肝、安定心神，主要用于血虚不能养心或虚火上炎出现的心悸失眠等症，往往与茯苓、柏子仁、丹参、熟地黄等同用。

良方妙方

1.心脾气血两虚，脾不统血证：酸枣仁、人参、白术、当归、白茯苓、黄芪、龙眼肉、远志各3克，木香1.5克，甘草1克。上药加少许生姜、大枣，水煎服。

2.阴亏内热，心神不宁证：生地黄120克，人参、丹参、玄参、白茯苓、远志、桔梗各15克，五味子、当归身、天冬、麦冬、柏子仁、酸枣仁各30克。上药为末，炼蜜为丸，如梧桐子大，朱砂为衣，临睡前以竹叶煎汤送下药末9克，或以龙眼汤送服。

功用疗效

补肝，宁心，敛汗，生津。用于虚烦不眠，惊悸多梦，体虚多汗，津伤口渴。

注意事项

实邪郁火及滑泄症者慎服。

养生药膳

◆ 枣仁粳米粥

配　方：酸枣仁50克，粳米150克。

做　法：

1.将枣仁炒熟放入锅中加水适量、煎取浓汁。

2.把粳米洗净，放入锅内，倒入药汁，加水煮粥至黏稠即可。

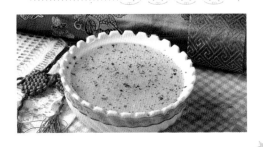

桂圆

养血安神补心脾

别　　　名　益智、龙眼、圆眼。

性 味 归 经　味甘，性温；归心、
　　　　　　　脾经。

建议食用量　每天5颗左右。

营养成分

葡萄糖、酒石酸、蛋白质、脂肪、维生素C、维生素K、灰分、铁、钙、磷、钾、氨基酸、皂素、鞣质、胆碱等。

调经功效

桂圆即龙眼，既能补脾胃之气，又能补营血不足，单用一味熬膏，或配合其他益气补血药物同用，可治气弱血虚之症。

良方妙方

1.月经不调：龙眼肉50克，鸡蛋1个，先煎龙眼，30分钟后打入鸡蛋，共炖至熟，早晚各1次，连服10天。适用于虚证月经不调。

2.气虚不足型月经过少：枸杞子、当归、黄芪、桂圆肉。以上4味加鸡肉或猪肉，炖汤。

功用疗效

补益心脾，养血安神。用于气血不足，心悸怔忡，健忘失眠，血虚萎黄。

注意事项

火气大者和发炎者忌食；桂圆忌多食，过食容易滞气；肺热有黏痰者不宜食用；糖尿病患者慎食。

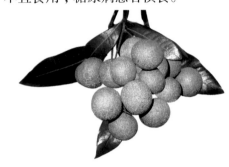

养生药膳

◆ 小米桂圆粥

主　　料：小米200克，桂圆20克。

调　　料：红糖10克。

做　　法：小米和桂圆洗净。将锅置火上，放入适量清水、小米，先用大火煮沸，加入桂圆肉，改用小火煮至粥熟，调入适量红糖，即可食用。

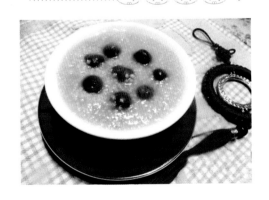

莲子

·)—∈ 滋补安心神

别　　　名　莲肉、莲米、藕实。

性 味 归 经　味甘、涩，性平；归
　　　　　　脾、肾、心经。

用 法 用 量　煎汤，6~15克；或入
　　　　　　丸、散。

营养成分

蛋白质、脂肪、淀粉、碳水化合物、钙、磷、铁、荷叶碱、N-去甲基荷叶碱、氧化黄心树宁碱、N-去甲亚美罂粟碱等。

调经功效

莲子益肾，且有固涩作用，对卜元虚损的崩漏、带下等症，常配合沙苑蒺藜、菟丝子、芡实、山药、牡蛎等同用。

良方妙方

1.血虚型月经不调：莲子15克去皮、心，与红枣20枚、糯米50克一同煮至粥成，加入龙眼肉15克，稍煮片刻，加白糖适量搅匀服用。

2.补虚益损：莲子（去皮）不拘多少，用好酒浸一宿，入大猪肚内，用水煮熟，取出焙干。上为极细末，酒糊为丸，如鸡头大。每服50~70丸，饭前以温酒送卜。

功用疗效

补脾止泻，益肾涩精，养心安神。

用于脾虚久泻，遗精带下，心悸失眠。

注意事项

莲子不能与牛奶同服，否则加重便秘。服食莲子期间，少吃辛辣或者刺激性食物。中满痞胀及大便燥结者忌服。

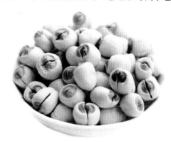

养生药膳

◆ 莲子桂圆粥

主　料：莲子30克，桂圆肉30克，红枣8颗，糯米150克。

做　法：

1.莲子去芯，桂圆肉用清水洗净，红枣去核洗净。

2.锅上火加适量的水烧开，加入糯米煮上5~8分钟后，再入莲子、桂圆、红枣，烧开后，用小火煮至30~35分钟即可。

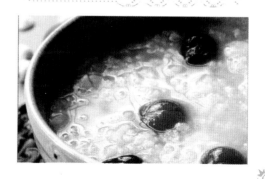

百合

清心安神不慌张

别　　　名　中庭、白百合、卷丹、
山丹。

性 味 归 经　味甘，性微寒；归肺、
心经。

用 法 用 量　煎汤，6~12克；亦可
蒸食、煮粥。

营养成分

蛋白质、脂肪、还原糖、淀粉、
百合苷、钙、磷、铁、维生素C、秋
水仙碱等。

调经功效

百合中的秋水仙碱有抑菌消炎的作
用，还可以清热，能辅助治疗月经不调
出现的炎症。百合苷有镇静催眠的作用，
可改善睡眠，调养心神。百合多糖有调
节免疫力、抗氧化、抗疲劳的作用，改
善月经不调出现的体虚症状。

良方妙方

经期延长：麦冬、百合各15克，
白茅根12克。水煎，代茶饮。本方适
用于阴虚内热所致经期延长。

功用疗效

润肺止咳，清心安神。用于燥热
咳嗽，劳嗽咯血，虚烦惊悸，失眠多梦。

注意事项

百合有小毒，直接接触生的球茎
可能会引起皮肤瘙痒，误食生的球茎
会引起呕吐、腹泻等症状。脾胃虚弱、
腹泻的人慎食，患风寒咳嗽的人忌食。

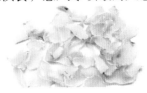

养生药膳

◆ 百合炒鸡丁

配　　方：鲜百合50克，鸡脯肉
300克，胡萝卜75克。

调　料：食用油、葱、姜、料酒、
酱油、盐、味精、香油各适量。

做　法：

1.百合洗净，鸡脯肉切丁码味上
浆，胡萝卜切丁飞水备用，鸡丁
温油滑备用。

2.锅留底油下葱、姜爆香，下入
胡萝卜、鸡丁、百合烹料酒，加
酱油少许，盐、味精炒匀，勾芡
淋香油即可。

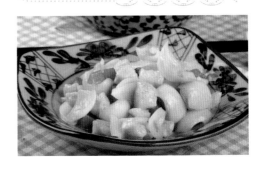

第四节　祛寒温经类中药材

肉桂

活血通经止寒痛

别　　　　名	牡桂、大桂、筒桂。
性味归经	味辛、甘，性大热；归肾、脾、心、肝经。
用法用量	煎汤，2~5克，不宜久煎；研末，0.5~1.5克。

营养成分

蛋白质、膳食纤维、维生素E、胡萝卜素、锰、钾、钠、磷、桂皮挥发油（包括桂皮醛、乙酸桂皮酯、桂皮酸乙酯、苯甲酸苄酯、苯甲醛、香豆精等成分）等。

调经功效

肉桂能温中散寒而止痛，故遇虚寒性的脘腹疼痛，单用一味，亦有相当功效；如虚寒甚者，尚可与其他温中散寒药如附子、干姜、丁香、吴茱萸等合用。治妇人冲任虚寒、经行腹痛，可与当归、川芎、白芍、艾叶等配伍。

良方妙方

血寒型月经不调：肉桂粉1.5克，红糖15克，红茶汁200毫升。将肉桂粉、红糖加入红茶汁中，搅拌即可。代茶频饮，当日饮完。

功用疗效

补火助阳，引火归元，散寒止痛，活血通经。用于阳痿，宫冷，腰膝冷痛，肾虚作喘，阳虚眩晕，目赤咽痛，心腹冷痛，虚寒吐泻，寒疝，奔豚，经闭，痛经。

注意事项

阴虚火旺、有出血倾向者忌服。

养生药膳

◆ 肉桂八角炖猪排

配　　方：肉桂6克，八角5克，四季豆100克，排骨300克，植物油、高汤、盐各适量。

做　　法：四季豆去筋切段，排骨改刀成段焯水，锅中加入油，放肉桂、八角、排骨炒香，再放入高汤、盐调味，加四季豆炖至熟软即可。

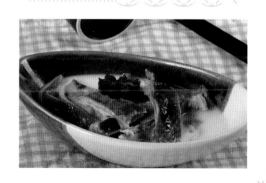

生姜

健胃温中止呕

别　　　名　姜、黄姜、均姜。

性味归经　味辛，性微温；归脾、
　　　　　　胃、肺经。

建议食用量　每餐10克左右。

营养成分

蛋白质、姜油酮、姜辣素、淀粉、多种维生素、胡萝卜素、钙、铁、磷等。

调经功效

生姜所含的姜辣素对口腔和胃黏膜有刺激作用，能促进消化液分泌，增强食欲，可使肠道张力、节律和蠕动增加，促进消化吸收。因此生姜有助于改善月经不调出现的食欲下降、消化不良、呕吐等症状。生姜性温，寒凝血滞的痛经可通过服用生姜得到缓解。

良方妙方

1. 经期延后：生姜、艾叶各6克，红糖15克。先将生姜、艾叶洗净，与红糖同煮饮服；或用保温杯以开水泡15~20分钟，代茶饮用。

2. 月经失调：生姜15克，艾叶10克，连壳鸡蛋2个，加适量水煮熟，鸡蛋去壳后放入再煮。饮汁吃蛋，每日1~2次。

功用疗效

解表散寒，温中止呕，化痰止咳。

用于风寒感冒，胃寒呕吐，寒痰咳嗽。

注意事项

生姜久服积热，损阴伤目；阴虚、内有实热或患痔疮者忌用；糖尿病及综合征、肝炎患者忌用；高血压患者不宜多用。

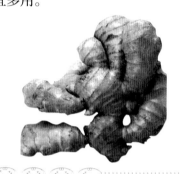

养生药膳

◆ 姜枣粥

主　料：生姜50克，大枣100克，水淀粉适量。

调　料：红糖20克。

做　法：

1. 鲜生姜去皮然后将其榨汁待用，大枣洗净去核待用。

2. 锅内加适量的水烧沸后加大枣，入姜汁、红糖搅匀，勾芡即可。

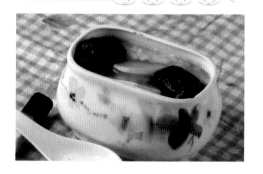

茴香

⋅❦⋅温经散寒止疼痛

别　　　名	茴香子、小茴香、香子。
性味归经	味辛，性温；归肝、肾、脾、胃经。
用法用量	煎汤，3~6克；或入丸、散。外用：研末调敷，或炒热温熨。

营养成分

蛋白质、脂肪、膳食纤维、小茴香油、茴香脑、小茴香酮、茴香醛等。

调经功效

茴香中的茴香油有健胃行气、温经祛寒、行气止痛的功效，所以月经期的妇女，如果感觉到气血不畅、腹寒痛经、食欲不振等情况，可以吃点茴香，用来调理月经，减少经期痛苦。

良方妙方

月经不调：小茴香、青皮各15克，黄酒250毫升，将小茴香、青皮洗净，入酒内浸泡3天，即可饮用。每次15~30毫升，每日2次，如不耐酒者，可以醋代之。

功用疗效

散寒止痛，理气和胃。用于寒疝腹痛，睾丸偏坠，痛经，少腹冷痛，脘腹胀痛，食少吐泻，睾丸鞘膜积液。

注意事项

小茴香过食会导致视力损伤，不宜短期大量食用；阴虚火旺者禁食。

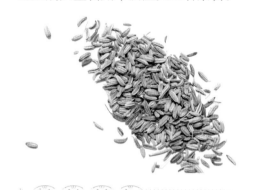

养生药膳

◆ 茴香豆腐羹

配　方：豆腐350克，小茴香粉5克，培根25克，虾仁25克，香粉、盐、味精、鸡粉、淀粉各适量。

做　法：豆腐、培根、虾肉切粒，焯水备用。锅中加清水烧沸，加茴香粉、盐、味精、鸡粉，下入豆腐、培根、虾肉勾芡即可。

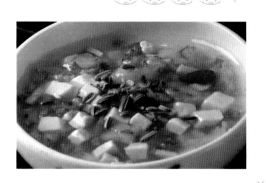

吴茱萸

温中祛寒止痛

别　　　名	吴萸、淡吴萸。
性味归经	味辛、苦，性热，有小毒；归肝、胃、脾、肾经。
建议食用量	每次1.5~4.5克。

营养成分

吴茱萸烯、吴茱萸内酯醇、柠檬苦素、吴茱萸碱、吴茱萸次碱、吴茱萸精、黄柏酮等。

调经功效

吴茱萸温散开郁、疏肝暖脾，善解足厥阴肝经的郁滞，而有行气止痛的良效。由于本品祛寒、止痛之功甚佳，故在临床上又常配合桂枝、当归、川芎等品，治妇女少腹冷痛、经行后期等症。

良方妙方

经行吐衄：取吴茱萸适量，烘干研为细末，用米醋调成稀糊状分别贴敷于太冲、涌泉穴上，外用纱布固定，每日更换1次，双穴交替使用。于月经前7天开始用药，至月经过后停止，连续用药1~3个月经周期。

功用疗效

散寒止痛，降逆止呕，助阳止泻。用于厥阴头痛，寒疝腹痛，寒湿脚气，经行腹痛，脘腹胀痛，呕吐吞酸，五更泄泻，外治口疮，高血压。

注意事项

阴虚火旺者忌服。

经典论述

《神农本草经》："主温中下气，止痛，咳逆寒热，除湿血痹，逐风邪，开腠理。"

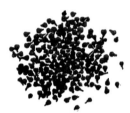

养生药膳

◆ 吴茱萸炒鲜鱿

配　　方：吴茱萸粉12克，鲜鱿鱼200克，胡萝卜25克，木耳、葱、姜、料酒、盐、味精、淀粉、植物油各适量。

做　　法：

鲜鱿鱼切麦穗花刀，沸水备用。锅中留底油，煸香葱、姜，下入胡萝卜片、木耳、料酒、鲜鱿鱼、盐、味精炒匀，勾芡即可。

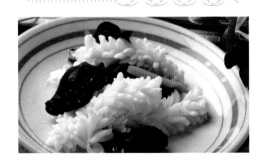

第四章

小穴位大功效
——让月经准时
来报到

第一节　找准穴位的方法技巧

正确取穴对艾灸、拔罐、按摩、刮痧疗效的影响很大。因此，准确地选取腧穴，也就是腧穴的定位，一直为历代医家所重视。

骨度分寸法

骨度分寸法，始见于《灵枢·骨度》篇。是以骨节为主要标志测量周身各部的大小、长短，并依其比例折算尺寸作为定穴标准的方法。不论男女、老少、高矮、肥瘦都是一样。如腕横纹至肘横纹作 12 寸，也就是将这段距离划成 12 等分，取穴就以它作为折算的标准。常用的骨度分寸见常用骨度分寸表（见下页）。

手指比量法

以患者手指为标准来定取穴位的方法，又称"同身寸"。由于生长规律的缘故，人类机体的各个局部间是相互关联的。由于选取的手指不同，节段也不同，手指比量法可分作以下几种。

中指同身寸法：是以患者的中指中节屈曲时内侧两端纹头之间的距离作为 1 寸，可用于四肢部取穴的直寸和背部取穴的横寸。

拇指同身寸法：是以患者拇指指关节的横度作为 1 寸，亦适用于四肢部的直寸取穴。

横指同身寸法：亦名"一夫法"，是令患者将食指、中指、无名指和小指并拢，以中指中节横纹处为准，四指横量作为 3 寸。

体表标志取穴法

以人体表面具有特征的部位作为标志，而定取穴位的方法称为体表标志取穴法，又称自然标志取穴法。人体的自然标志取穴法有两种：

◤ 固定标志法

即是以人体表面固定不移，又有明显特征的部位作为取穴标志的方法。如以人的五官、爪甲、乳头、肚脐等作为取穴的标志。

◤ 活动标志法

是以人体某局部活动后出现的隆起、凹陷、孔隙、皱纹等作为取穴标志的方法。如曲池屈肘取之。

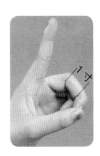
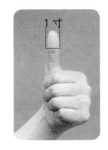
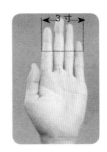

常用骨度分寸表

分部	起止点	常用骨度	度量法	说明
头部	前发际至后发际	12寸	直寸	如前后发际不明，从眉心量至大椎穴作18寸，眉心至前发际3寸，大椎穴至后发际3寸
	耳后两完骨（乳突）之间	9寸	横寸	用于量头部的横寸
胸腹部	天突至歧骨（胸剑联合）	9寸	直寸	胸部与肋部取穴直寸，一般根据肋骨计算，每一肋骨折作1寸6分（天突至璇玑可作1寸，璇玑至中庭，各穴间可作1寸6分计算）
	歧骨至脐中	8寸		
	脐中至横骨上廉（耻骨联合上缘）	5寸		
	两乳头之间	8寸	横寸	胸腹部取穴的横寸，可根据两乳头之间的距离折量。女性可用左右缺盆穴之间的宽度来代替两乳头之间的横寸
背腰部	大椎以下至尾骶	21椎	直寸	背部腧穴根据脊椎定穴。一般临床取穴，肩胛骨下角相当第7（胸）椎，髂嵴相当第16椎（第4腰椎棘突）
	两肩胛骨脊柱缘之间	6寸	横寸	
上肢部	腋前纹头（腋前皱襞）至肘横纹	9寸	直寸	用于手三阴、手三阳经的骨度分寸
	肘横纹至腕横纹	12寸		
侧胸部	腋以下至季胁	12寸	直寸	"季胁"指第11肋端下方
侧腹部	季胁以下至髀枢	9寸	直寸	"髀枢"指股骨大转子高点
下肢部	横骨上廉至内辅骨上廉（股骨内髁上缘）	18寸	直寸	用于足三阴经的骨度分寸
	内辅骨下廉（胫骨内髁下缘）至内踝高点	13寸		
	髀枢至膝中	19寸	直寸	用于足三阳经的骨度分寸；前面相当犊鼻穴，后面相当委中穴；臀横纹至膝中，作14寸折量
	臀横纹至膝中	14寸		
	膝中至外踝高点	16寸		
	外踝高点至足底	3寸		

第二节　调经活血止带养颜穴位

合谷穴

调理气血通经络

合谷穴属手阳明大肠经，为大肠经之原穴。当月经来时疼痛或出现月经不规则，按压合谷穴可以帮助舒缓疼痛，改善月经不调及失眠现象。另外，只要属于颜面及五官的症状，合谷穴皆能治疗，还能增强身体的免疫力。

【定位】

位于第1、第2掌骨间，当第2掌骨桡侧的中点处。

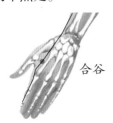

合谷

【主治】

头痛、目赤肿痛、齿痛、鼻衄、口眼㖞斜、耳聋等头面五官诸疾；发热恶寒等外感病症；热病无汗或多汗；经闭、滞产等妇产科病症；牙拔除术、甲状腺手术等口面五官及颈部手术针麻常用穴。

【功效】

祛风解表，开窍醒神，镇静止痛。

【日常保健】

按摩：将拇指指尖置于对侧的合谷穴上，接下来将其他4指放置在掌心处作攥拳式，用力掐压穴位约1分钟。可治疗气滞型月经不调症。

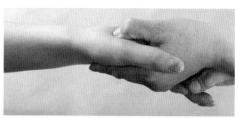

艾灸：艾条温和灸每日灸1~2次，每次灸20分钟左右，灸至皮肤产生红晕为止。可预防乳腺疾病、闭经、痛经等。

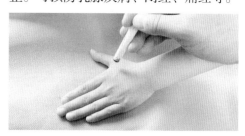

【配伍】

合谷＋三阴交

三阴交穴行气活血、疏经通络。两穴配伍，有健脾理气、活血通络的作用，从而达到调经之效，同时能改善头痛、头晕等症状。

血海穴

～⊙～ 调经统血治妇科病

血海穴属足太阴脾经，为血之归聚处，具有调血的作用。刺激该穴能增进血液循环，可以有效缓解虚冷与经血量异常等，治疗血分诸疾，对治疗妇科的病患诸症状有效。还具美化女性皮肤、改善脸上斑点的作用。

【定位】

位于大腿内侧，髌底内侧端上2寸，当股四头肌内侧头的隆起处。

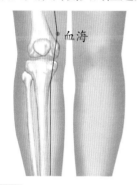

血海

【主治】

月经不调，痛经，经闭等妇科病；瘾疹，湿疹，丹毒等血热型皮肤病；膝股内侧痛。

【功效】

活血化瘀，调经止痛。

【日常保健】

按摩： 用双手拇指沿顺时针方向按揉血海穴约1分钟，然后沿逆时针方向按揉约1分钟，以局部出现酸、麻、胀感觉为佳。可治疗血热型月经不调症、崩漏、经闭等症。

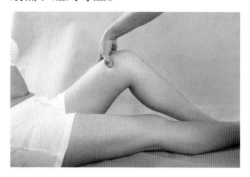

艾灸： 艾条温和灸每日灸1~2次，每次灸20分钟左右，灸至皮肤产生红晕为止。可以疏散风邪、培元补气，治疗腰膝酸软、月经不调、痛经。

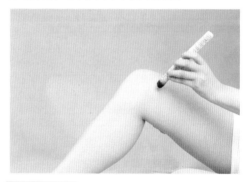

【配伍】

血海＋关元＋气海

关元穴补肾培元，气海穴温阳益气。三穴配伍，可调理气血、补虚养血，从而达到调经目的，并且能改善经行血气不足的症状。

血海＋三阴交

三阴交穴行气活血、疏经通络。两穴配伍，具有活血化瘀的作用，主治月经不调。

关元穴

固肾调经补元气

关元属任脉，是小肠的募穴。该穴是调理冲、任两条经脉的要穴，而月经不调多与冲、任两脉的病变有关。另外，关元穴还是人体功效最强大的补穴之一，又位于小腹部，是女子调经要穴，对月经不调、痛经、经期腰痛、畏寒怕冷、带下过多等妇科病均有疗效。

【定位】

位于脐下3寸，腹中线上。

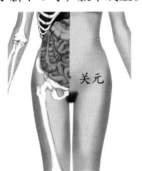

关元

【主治】

中风脱证，虚劳冷惫，羸瘦；少腹疼痛，疝气；腹泻，痢疾，脱肛，便血；五淋，尿血，尿闭，尿频；遗精，阳痿，早泄，白浊；月经不调，痛经，经闭，崩漏，带下，阴挺，恶露不尽，胞衣不下。

【功效】

固本培元，益肾化阳。

【日常保健】

按摩：用拇指指腹按揉关元穴100~200次，不可以过度用力，按揉时只要局部有酸胀感即可。能够缓解腹疼，对经期延迟有效果。

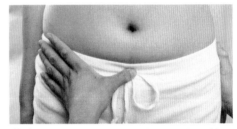

艾灸：艾炷灸或温针灸5~7壮；艾条温和灸10~15分钟。可治疗月经不调、痛经、失眠等症。

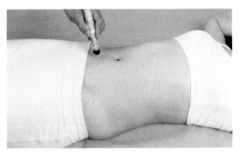

【配伍】

关元 + 子宫 + 三阴交

子宫穴调经理气，三阴交穴行气活血、疏经通络。三穴配伍，具有理气活血的作用，主治月经不调、崩漏。

关元 + 中极 + 三阴交

中极穴通经止带，三阴交穴行气活血、疏经通络。三穴配伍，能温阳理气、化瘀通经，能有效调节寒凝气滞引起的经量过少、痛经，并能缓解手脚冰冷的症状。

气海穴

益气补虚调经带

气海穴是任脉常用腧穴之一，穴居脐下，为先天元气之海。该穴能通调一身的气血，有调气机、益元气、补肾虚、固精血之功效，为女子调经要穴，对月经不调、痛经、闭经、崩漏、带下、子宫脱垂、产后恶露不止等妇科疾病均有疗效。

【定位】

位于下腹部，前正中线上，当脐下1.5寸。

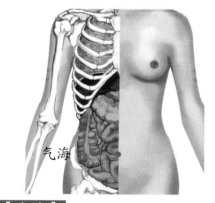

气海

【主治】

虚脱，形体羸瘦，乏力等气虚证；水谷不化，绕脐疼痛，腹泻，痢疾，便秘；小便不利，遗尿；遗精，阳痿，疝气；月经不调，痛经，经闭，崩漏，带下，阴挺，产后恶露不止，胞衣不下。

【功效】

利下焦，补元气，行气散滞。

【日常保健】

按摩：用拇指指腹按压气海穴约30秒，然后按顺时针方向按揉约2分钟，以局部出现酸、麻、胀感觉为佳。可治疗月经不调、痛经、经闭、下腹疼痛等症。

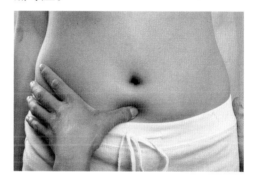

艾灸：每天艾条温和灸灸气海穴10~20分钟，长期坚持，可治疗月经不调、痛经、崩漏、遗尿等病症。

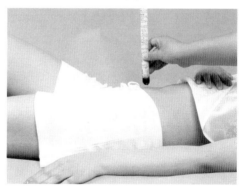

【配伍】

气海＋关元＋三阴交

关元穴补肾培元、温阳固脱，三阴交穴调理肝肾。三穴配伍，益肝肾、理气调血，能辅助治疗肝肾虚的月经后期、月经过少，并缓解少腹隐痛、腰膝酸软等症状。

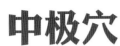

中极穴

通经止带益肾阳

中极穴属膀胱经募穴，是膀胱之气结聚的部位，具有调节膀胱功能的作用，又系足三阴、任脉之所会。根据所在部位，该穴具有补肾调经、清热利湿的作用，因任主胞宫，穴在腹部，刺激中极穴可达到培元益精、理血暖宫的作用，又因任脉起于中极之下，以上毛际，循腹里，上关元，而前阴为宗筋所聚，故可治疗月经不调、带下、不孕等妇科疾病。

【定位】

位于下腹部，前正中线上，当脐中下4寸。

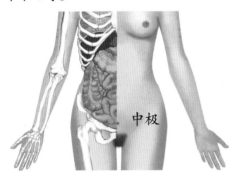

中极

【主治】

遗尿，小便不利，癃闭；遗精，阳痿，不育；月经不调，崩漏，阴挺，阴痒，不孕，产后恶露不尽，带下。

【功效】

益肾兴阳，通经止带。

【日常保健】

按摩：用拇指顺时针按揉中极穴2分钟，然后逆时针按揉2分钟，力度适中，手法连贯，按揉至局部有胀麻感为宜。每天坚持，能够治疗月经不调、痛经、带下、水肿等病症。

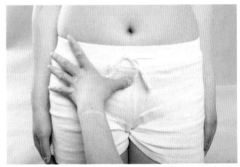

艾灸：艾炷灸或温针灸5~7壮；艾条灸10~15分钟。每天一次，可治疗月经不调、不孕、产后恶露不尽、带下等症状。

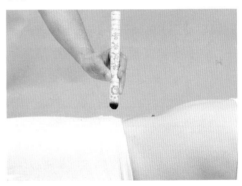

【配伍】

中极＋肾俞＋合谷＋三阴交

肾俞穴益肾助阳，合谷穴通经止痛，三阴交健脾利湿、补益肝肾。四穴配伍，能健脾益肾、祛寒助阳，适合脾肾阳虚的月经不调、痛经、带下等症。

归来穴

·⟶ 调理经血要穴

《铜人腧穴针灸图经》中说："归来可治妇人血脏积冷，有调经种子的功能。故可待夫君归来而有子也。"归来穴是治疗女子闭经、不孕的要穴，可以通调阳明经经气，使体内气血旺盛，有效缓解月经不调、闭经、不孕等妇科疾病。

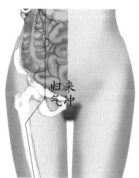

归来
气冲

【定位】

位于下腹部，当脐下 4 寸，距前正中线 2 寸。

【主治】

小腹痛，疝气；月经不调，带下，阴挺。

【功效】

温通散寒，调经止痛。

【日常保健】

按摩：用拇指按揉归来穴2分钟，力度适中，按揉至局部有胀麻感为宜。每

天坚持，可调理经血，祛瘀缓痛。用治经期血量少，少腹寒痛。

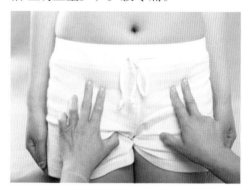

艾灸：艾炷灸或温针灸5~7壮；艾条灸10~15分钟。每天一次，可治疗月经不调、闭经、不孕等症。

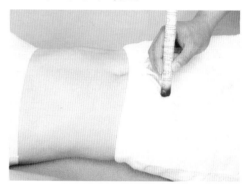

【配伍】

归来＋三阴交＋中极

三阴交穴健脾利湿、补益肝肾，中极穴通经止带。三穴配伍，理气活血、祛湿止带，主治月经不调、带下。

归来＋八髎

八髎穴是调节人一身的气血的总开关。二穴配伍，能温经散寒、益肾助阳、活血通经，主要用于对寒凝气滞血瘀的月经不调的调理，并有缓解痛经之效。

期门穴

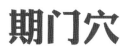

理气活血调经带

期门穴为肝经的最上一穴，为肝经之募穴，足太阴、厥阴、阴维之会。该穴对调理肝脏有很好的效果，适用于治疗肝经病变引起的妇科疾病。

【定位】

位于胸部，当乳头直下，第6肋间隙，前正中线旁开4寸。

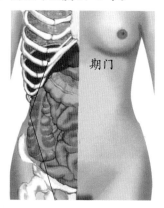

期门

【主治】

胸胁胀痛，呕吐，吞酸，呃逆，腹胀，腹泻；奔豚气；乳痈。

【功效】

疏肝清热，利胆和胃，降逆止痛。

【日常保健】

按摩：用手指缓缓按摩期门穴，按摩3~5秒钟之后吐气，吐气时放手，吸气时再刺激穴道，如此反复，有酸麻的感觉才见效。

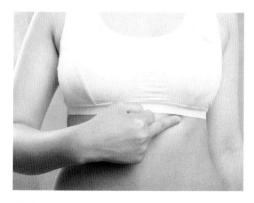

艾灸：艾条温和灸灸期门穴，每日灸1~2次，每次灸20分钟左右，灸至皮肤产生红晕为止。具有健脾和胃、化痰消积的功效。

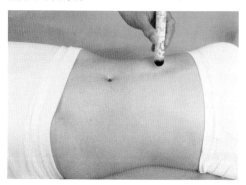

【配伍】

期门＋太冲＋膈俞

太冲穴调经止淋，膈俞穴活血通脉。三穴配伍，有疏肝理气、养血活血的功效，主要用以调理肝郁化热的月经不调。

期门＋关元＋血海

关元穴补虚温阳，血海穴补血养血、引血归经。三穴配伍，有疏肝健脾、调经统血的作用，对应治疗月经过多、崩漏等以出血量过多为主症的月经不调。

带脉穴

·──3·→ 调经止带祛湿邪

带脉穴属足少阳胆经，为足少阳、带脉之会穴，又主治带脉及妇人经带疾患，脉穴同名，故称带脉。经常刺激本穴，对调经止带有很大的作用，更年期妇女更为适宜。

【定位】

位于侧腹部，章门下 1.8 寸，当第 11 肋骨游离端下方垂线与脐水平线的交点上。

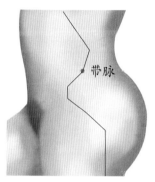

【主治】

月经不调，闭经，赤白带下；疝气；腰痛，胁痛。

【功效】

健脾利湿，调经止带。

【日常保健】

按摩：用拇指沿顺时针方向按揉带脉穴约2分钟，然后沿逆时针方向按揉约2分钟，以局部出现酸、麻、胀感觉为佳。长期坚持，可治疗月经不调、经闭、腹痛等症。

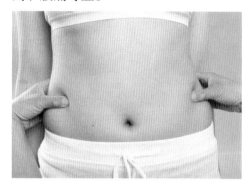

刮痧：用面刮法刮拭带脉穴30次，以皮肤发红为宜，隔天1次，用于治疗月经不调、赤白带下等病症。

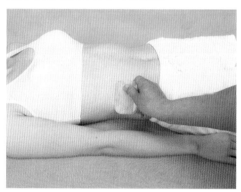

【配伍】

期门 + 关元 + 血海

关元穴补虚温阳，血海穴补血养血、引血归经。三穴配伍，有疏肝健脾、调经统血的作用，对应治疗月经过多、崩漏等以出血量过多为主症的月经不调。

带脉 + 血海 + 膈俞

血海穴健脾化湿、调经通血，膈俞穴养血和营。三穴配伍，有通经活血的作用，主治月经不调。

子宫穴

妇科疾病要穴

子宫穴，经外奇穴，出《针灸大全》。直接以子宫为名，是女性朋友的福穴。刺激子宫穴可促进子宫的血液循环，调理子宫气血，升提下陷的器官，对子宫下垂、月经不调有很好的效果。

【定位】

位于下腹部，脐中下4寸，前正中线旁开3寸。

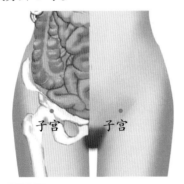

【主治】

阴挺，月经不调，痛经，崩漏，不孕。

【功效】

调经理气，升提下陷。

【日常保健】

按摩：用双手食指、中指按压住两旁子宫穴，稍加压力，缓缓点揉，以酸胀为度，操作5分钟，以腹腔内有热感为最佳。可治疗月经不调、阴挺、盆腔炎等症。

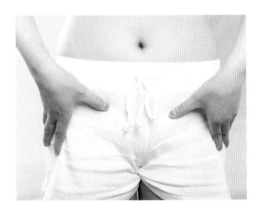

艾灸：艾条温和灸灸子宫穴，每日灸1次，每次灸10分钟左右，灸至皮肤产生红晕为止。可治疗月经不调、痛经、崩漏等症。

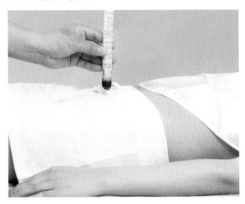

【配伍】

子宫＋下曲骨＋经中

下曲骨穴调经止带，经中穴调经清热。三穴配伍，有调经理气、清热止带的作用，主治经闭、月经不调。

子宫＋气海穴＋三阴交

气海穴为任脉经穴，可益气温阳，调一身之阳气；三阴交为肝、脾、肾三经交会穴，可调补三阴经之经气。三穴配伍，有和血调经的作用，主治月经不调。

膈俞穴

调理经血效果佳

膈俞穴是足太阳膀胱经的常用腧穴之一,又是八会穴之血会。刺激该穴,有养血和营之效,可以起到促进血液流通的效果,帮助调节大脑皮层的兴奋和抑制过程,改善人体的机能,对月经周期的顺利度过大有裨益。

【定位】

位于背部,当第 7 胸椎棘突下,旁开 1.5 寸。

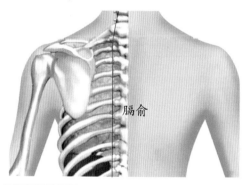

膈俞

【主治】

血瘀诸证;呕吐,呃逆,气喘,吐血;瘾疹,皮肤瘙痒;贫血;潮热、盗汗。

【功效】

理气宽胸,活血通脉。

【日常保健】

按摩:用双手拇指指腹分别按揉两侧的膈俞穴。按揉的手法要均匀、柔和,以局部有酸痛感为佳。早晚各1次,每次按揉2~3分钟,两侧膈俞穴同时按揉。长期坚持,能够治疗月经不调、痛经、血瘀型头痛等症。

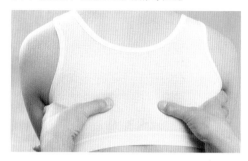

艾灸:艾条温和灸,每日灸1~2次,每次灸15~20分钟左右,灸至皮肤产生红晕为止。具有行气解郁、散热活血的功效。

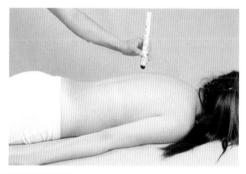

【配伍】

膈俞 + 关元 + 血海

关元穴补虚温阳,血海穴养血活血。三穴与养气和血有密切关系,可调理女性体内血行情况,和血调经。

膈俞 + 太冲 + 期门

太冲穴调经止淋,期门穴疏肝清热、降逆止痛。三穴配伍,疏肝理气、养血调经,肝脏与月经有密切关系,调理肝脏气机,有助于调节经血,也能起到舒缓心情之效。

肝俞穴
疏肝理气缓焦虑

肝俞穴属于足太阳膀胱经，肝之背俞穴。肾藏精，肝藏血，肝肾同源，且精血是生命的根本，因此经常刺激肝俞穴有养肝血、疏肝郁的作用，对于肝郁气滞型月经不调、闭经等有非常好的疗效。

【定位】

位于背部，当第9胸椎棘突下，旁开1.5寸。

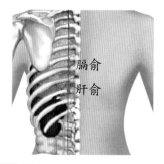

膈俞
肝俞

【主治】

胁痛，黄疸；目赤，目视不明，目眩，夜盲，迎风流泪；癫狂痫；脊背痛。

【功效】

疏肝养血，养肝明目。

【日常保健】

按摩：用拇指指腹按揉肝俞穴100~200次，每天坚持，能够治疗月经不调引起的头晕目眩、失眠多梦等病症。

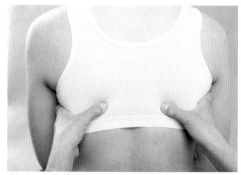

艾灸：艾条温和灸灸肝俞穴3~5分钟，每日灸1次。可清肝明目，治疗月经不调引起的头痛眩晕、腰背痛、眼疾等病症。

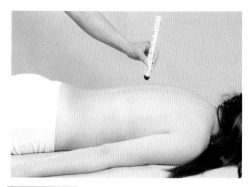

【配伍】

肝俞+关元+三阴交

关元穴培元固本，三阴交穴行气活血、疏经通络。三穴配伍，疏肝泻火、理气和血，能辅助治疗因肝郁化火而出现的月经过多，以及缓解目赤肿痛等肝火上逆的症状。

肝俞+太冲+期门

太冲穴调经止淋，期门穴疏肝清热、降逆止痛。三穴配伍，使气血运行得序，有助于月经的调理，并缓解因肝气不疏而出现情志和消化等方面的问题。

脾俞穴

健脾和胃补气血

脾俞穴属足太阳膀胱经，为脾之背俞穴，内应脾脏，为脾经经气转输之处，善利脾脏水湿。刺激该穴可增强脾脏的运化功能，促进消化吸收，对于气血不足型妇科疾病有补益气血的功效。

【定位】

位于背部，当第11胸椎棘突下，旁开1.5寸。

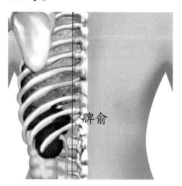

脾俞

【主治】

腹胀，纳呆，呕吐，腹泻，痢疾，便血，水肿；多食善饥，身体消瘦；背痛。

【功效】

健脾和胃，利湿升清。

【日常保健】

按摩：用拇指指腹按揉脾俞穴100~200次，力度适中，每天坚持，能够治疗饮食不当造成的腹胀、呕吐、泄泻等病症。

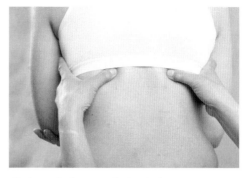

艾灸：艾条温和灸灸脾俞穴10分钟左右，灸至皮肤产生红晕为止，每日灸1~2次，对腹胀、便血、呕吐、水肿等有效。

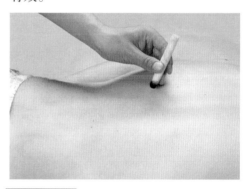

【配伍】

脾俞 + 关元 + 三阴交

关元穴培元固本，三阴交穴行气活血、疏经通络。三穴配伍，主要用以健脾理气，使得脾统血摄血之功发挥得当，从而治疗月经过多、月经先期、崩漏。

脾俞 + 血海 + 足三里

血海穴养血活血，足三里穴补中益气、通经活络。三穴配伍，健脾升清、补血调气，除用以调经，也能缓解血气不足而出现的眩晕。

肾俞穴

补益肾气调经带

肾俞穴属足太阳膀胱经，为肾之背俞穴，善于外散肾脏之热，培补肾元。刺激肾俞穴可以调补肾气，能促进肾脏的血流量，改善肾脏的血液循环，缓解月经不调引起的眩晕、头痛、烦躁易怒等不适。

【定位】

位于腰部，当第2腰椎棘突下，旁开1.5寸。

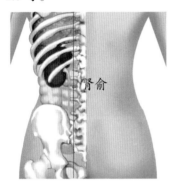

肾俞

【主治】

头晕，耳鸣，耳聋，腰酸痛；遗尿，遗精，阳痿，早泄，不育；月经不调，带下，不孕；消渴。

【功效】

益肾助阳，强腰利水。

【日常保健】

按摩：用双手拇指按揉肾俞穴，至出现酸胀感，且腰部微微发热，每日坚持，能够治疗月经量少、性欲减退、腰膝酸软等症。

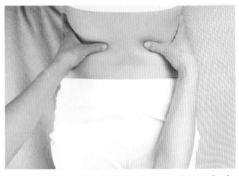

艾灸：艾炷灸或温针灸3~5壮，艾条灸10~20分钟，每日灸1次。具有滋阴补肾的功能，可改善腰膝酸软、水肿等症。

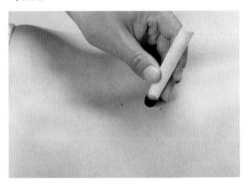

【配伍】

肾俞 + 关元 + 三阴交 + 太溪 + 水泉

关元穴培元固本，三阴交穴行气活血、疏经通络，太溪穴滋阴益肾，水泉穴通经活络。五穴配伍，有滋阴益肾、行气活血的作用，主治月经不调。

肾俞 + 太冲 + 行间

太冲穴调经止淋，行间穴清肝泄热、凉血安神。三穴配伍，有益肾温阳、疏肝调血的作用，使经血有充足的来源，并于体内经络正常运行。

命门穴

补肾壮阳调经带

命门穴属奇经八脉之督脉，古称命门为"水火之府，为阴阳之宅，为精气之海，为死生之窦"，又言"命门中乎两肾"，故命门穴能温补元阳、补肾培元而强腰膝、补筋骨。刺激该穴位有利于改善压抑情绪，舒缓肌肉酸痛，还能有效地延缓衰老，养阴护宫，改善月经不调，推迟更年期，恢复青春活力。

【定位】

位于腰部，当后正中线上，第2腰椎棘突下凹陷处。

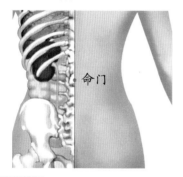

命门

【主治】

腰脊强痛，下肢痿痹；月经不调，赤白带下，痛经，经闭，不孕；遗精，阳痿，精冷不育，小便频数；小腹冷痛，腹泻。

【功效】

固本温中，滋阴降火。

【日常保健】

按摩：用拇指按揉命门穴100~200次，力度先由轻至重，再由重至轻，手法连贯，以局部有酸、麻、胀感为宜。长期坚持，可治疗月经不调、痛经、经闭等。

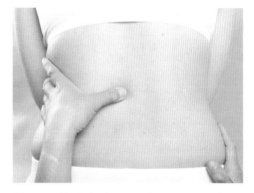

艾灸：艾炷灸或温针灸3~5壮，艾条灸10~20分钟，每日灸1次。可治疗月经不调、痛经、赤白带下等。

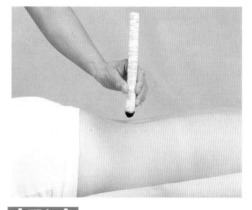

【配伍】

命门+合谷+三阴交

合谷穴镇静止痛、通经活络，三阴交穴调补肝肾、行气活血。三穴配伍，可益气和血、调经止痛，主治月经不调、痛经、带下诸疾。

八髎穴

调经止痛理气血

八髎穴最早出自《黄帝内经》，调节与女性生殖疾病有关的经脉、脏腑，而且八髎穴乃支配盆腔内脏器官的神经血管会聚之处，是调节人一身的气血的总开关。

【定位】

位于骶椎。包括上髎、次髎、中髎和下髎，左右共八个穴位，分别在第一、第二、第三、第四骶后孔中，合称"八髎"。

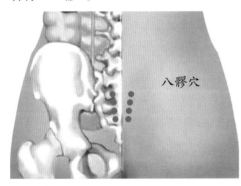

八髎穴

【主治】

月经不调，痛经，带下，阴挺；遗精，阳痿；大小便不利。

【功效】

温经散寒，调和气血，补益下焦，清热利湿。

【日常保健】

按摩：用手掌推擦八髎穴100~200次，力度由轻至重，以局部有酸、麻、胀感为宜。长期坚持，可治疗月经不调、痛经、带下等。

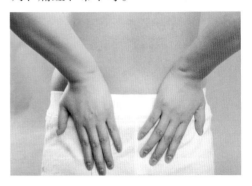

艾灸：艾炷灸或温针灸3~5壮，艾条灸10~20分钟。以从背部温养子宫、卵巢和盆腔，防止邪气从此进入。

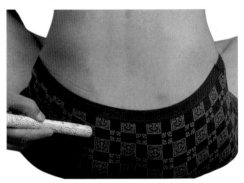

【配伍】

八髎+三阴交+丰隆

三阴交穴调补肝肾、行气活血，丰隆穴健脾和胃。三穴配伍，健脾利湿、温阳化湿，能辅助治疗温热型月经不调以及带色白、量多的白带异常情况。

八髎+中极

中极穴益肾兴阳、通经止带。二穴配伍，温经散寒、调经止痛，能缓解寒阻经脉而导致的经行腹痛。

中都穴

固冲止崩调经血

中都穴出自《针灸甲乙经》，属足厥阴肝经，位于肝经和脾经交会之处，可以治疗肝脾两经之病。刺激中都穴有疏肝理气、调经止血的作用。

【定位】

位于小腿内侧，当足内踝尖上7寸，胫骨内侧面的中央。

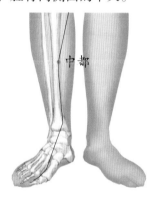

【主治】

胁痛；腹胀，泄泻；疝气，小腹痛；崩漏，恶露不尽。

【功效】

疏肝理气，调经止血。

【日常保健】

按摩：用拇指指腹对腿部的中都穴进行按压刺激，每侧穴位按摩2分钟，用力须适度，以穴位处出现微微酸胀感为度。可治疗血虚型月经不调，症见经期错后，经血量比较少并且颜色比较淡。

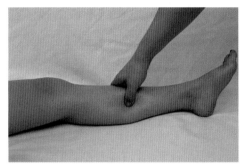

艾灸：艾炷灸或温针灸3~5壮，艾条灸5~10分钟。可治疗痛经、崩漏、恶露不尽等症。

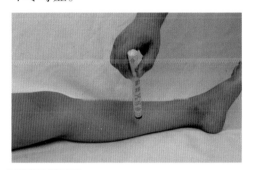

【配伍】

中都＋血海＋三阴交

血海穴活血化瘀、补血养血，三阴交穴行气活血、疏经通络。三穴配伍，有活血养血、行气通络的作用，治月经过多和崩漏、产后恶露不止。

中都＋隐白

隐白穴调血统血、扶脾温脾、清心宁神。二穴配伍，用以止血调经，能辅助治疗月经过多、崩漏、经期过长等以经量过多为主症的月经不调疾病。

足三里穴

补益气血调经带

足三里穴为足阳明胃经之下合穴，是五输穴之一，"合治内腑"凡六腑之病皆可用之，是一个强壮身心的大穴。故刺激足三里穴具有健脾和胃、生化气血的功效，对于因为气血不足所引起的妇科病，配伍脾俞穴治疗可起到良好的疗效。

【定位】

位于小腿前外侧，当犊鼻下3寸，距胫骨前缘1横指（中指）。

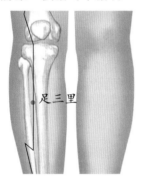

【主治】

胃痛，呕吐，噎膈，腹胀，腹泻，痢疾，便秘；下肢痿痹；癫狂；乳痈，肠痈；虚劳诸证，为强壮保健之要穴。

【功效】

调理脾胃，补中益气，通经活络。

【日常保健】

按摩：每日用大拇指或中指按压足三里穴一次，每次每穴按压1~3分钟，每分钟按压15~20次，长期坚持，可改善月经不调、带下、盆腔炎等病症。

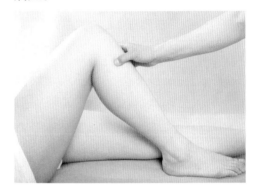

艾灸：每周用艾条温和灸灸足三里穴1~2次，每次灸15~20分钟。坚持2~3个月，有理脾胃、调气血、补虚弱之功效。

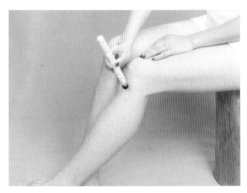

【配伍】

足三里+天枢+三阴交+肾俞+行间

天枢穴理气行滞，三阴交穴行气活血、疏经通络，肾俞穴温肾助阳，行间穴凉血安神。五穴配伍，有调理肝脾、补益气血的作用，主治月经过多、心悸。

丰隆穴

❀ 治痰湿、止带下之要穴

丰隆穴属足阳明胃经，为胃经之络穴，有疏通脾、胃表里二经的气血阻滞，促进水液代谢的作用。该穴具有调和胃气、祛湿化痰、通经活络、醒脑安神等功效，被古今医学家所公认为治痰之要穴。对于脾虚湿盛或痰湿内阻引起的带下过多、月经不调等妇科病有良好疗效。

【定位】

位于小腿外侧，外踝尖上8寸，胫骨前肌外缘，条口外侧一横指处。

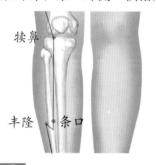

【主治】

头痛，眩晕；癫狂；咳嗽，痰多；下肢痿痹；腹胀，便秘。

【功效】

健脾化痰，和胃降逆，开窍醒神。

【日常保健】

按摩：用拇指指腹点按丰隆穴3~5分钟，力度适中，手法连贯，至局部有酸胀感即可。长期按摩，可治疗胸闷、眩晕、带下过多、月经不调等症。

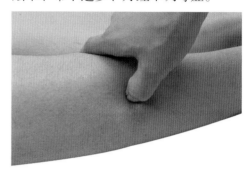

艾灸：宜采用温和灸，每日灸1次，每次灸15分钟，灸至皮肤产生红晕为止。具有化痰湿、清神志的功效。

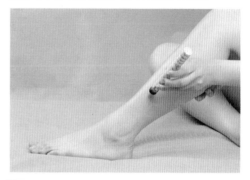

【配伍】

丰隆 + 关元 + 三阴交

关元穴补虚温阳，三阴交穴健脾和胃、行气活血。三穴配伍，健脾祛湿化痰，主要对应痰湿较严重且有水肿、头感沉重、食欲下降等症状的月经不调。

丰隆 + 足三里 + 血海

足三里穴调理脾胃、通经活络，血海穴补血养血、引血归经。三穴配伍，健脾渗湿、调理气血，对应调理有水肿、头感沉重、食欲下降等痰湿症状的月经不调，并能辅助治疗白带过多。

三阴交穴

妇科病的万灵丹

三阴交穴属足太阴脾经，为足三阴经（肝、脾、肾）的交会穴，是妇科的首选要穴，具有双向调节作用。刺激该穴可疏调足三阴之经气，能健脾胃、益肝肾、补气血、调经水。

【定位】

位于小腿内侧，当足内踝尖上3寸，胫骨内侧缘后方。

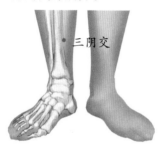

三阴交

【主治】

肠鸣，腹胀，腹泻；月经不调，带下，阴挺，不孕，滞产；遗精，阳痿，遗尿；心悸，失眠，高血压；下肢痿痹；阴虚诸证。

【功效】

健脾和胃，调补肝肾，行气活血，疏经通络。

【日常保健】

按摩：用拇指指腹按揉或者是以食指指端对三阴交穴进行点按刺激，按摩

时间以1分钟为好。可治疗肝郁化热型月经不调、腹胀、腹泻、心悸、失眠、高血压等。

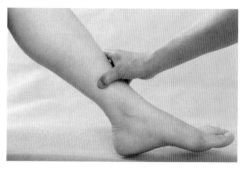

艾灸：宜采用温和灸。每日灸1次，每次灸10~15分钟，灸至皮肤产生红晕为止。可改善月经不调、带下、心悸、失眠等病症。

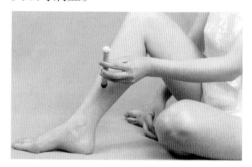

【配伍】

三阴交 + 中极

中极穴补肾气、清湿热。两穴配伍，有补肾健脾、清热祛湿的功效，主治月经不调。

三阴交 + 行间

行间穴清肝泄热、凉血安神、息风活络。二穴配伍，通过健脾疏肝起到调经作用，也能辅助改善眩晕、耳鸣、食欲不佳等症状。

太溪穴

调补肾经经气

太溪穴为足少阴肾经原穴，被称为"人体第一大补穴"，该穴名意指肾经水液在此形成较大的溪水。刺激太溪穴可激活人体肾经的经气，疏通整条肾经，对全身都有调理作用，对于肾虚引起的妇科疾病也有良好的效果。

【定位】

位于足内侧，内踝后方与脚跟骨筋腱之间的凹陷处。

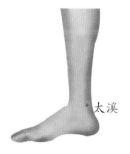

太溪

【主治】

头痛，目眩，失眠，健忘，遗精，阳痿；咽喉肿痛，齿痛，耳鸣，耳聋；咳嗽，气喘，咯血，胸痛；消渴，小便频数，便秘；月经不调；腰脊痛，下肢厥冷，内踝肿痛。

【功效】

滋补肾阴，调经止痛。

【日常保健】

按摩：用拇指点压太溪穴30秒，随即沿顺时针方向按揉约1分钟，然后沿逆时针方向按揉约1分钟，以局部出现酸、麻、胀感觉为佳。能够治疗月经不调、失眠、耳鸣、头痛、眩晕。

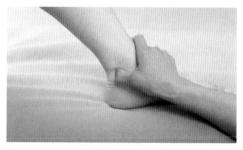

艾灸：艾炷灸或温针灸3~5壮；艾条灸5~10分钟。每日一次，可改善各种肾虚引起的妇科疾病。

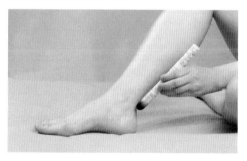

【配伍】

太溪 + 天枢 + 中极

天枢穴理气行滞，中极穴补肾气、清湿热。三穴配伍，有补肾助阳、温经活血的功效，治疗寒凝气滞、血瘀阻络的月经不调，并能改善怕冷、手足冰冷等症。

太溪 + 肝俞 + 关元

肝俞穴疏肝利胆，关元穴补肾培元。三穴配伍，通过补肝肾、理气血起到调经作用，同时能改善肝肾不足而出现的耳鸣、头痛、眩晕等症。

交信穴

调理女子月经的"专家"

交信穴出自《针灸甲乙经》，属足少阴肾经，穴名意指肾经经气由此交于三阴交穴。该穴益肾，能通调二便，刺激该穴，有助于改善体内的新陈代谢，从而治疗月经不调。

【定位】

位于小腿内侧，在内踝尖上2寸，胫骨内侧缘后际凹陷中。

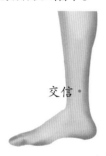

交信·

【主治】

月经不调，崩漏，阴挺，阴痒；腹泻，便秘，痢疾；五淋；疝气。

【功效】

益肾调经，调理二便。

【日常保健】

按摩：用拇指按揉交信穴100~200次，力度先由轻至重，再由重至轻，手法连贯，以局部有酸、麻、胀感为宜。长期坚持，可治疗月经不调、崩漏、阴挺、五淋等。

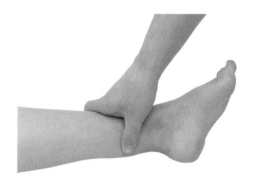

艾灸：手执艾条以点燃的一端对准施灸部位，距离皮肤1.5~3厘米，以感到施灸处温热、舒适为度。每日灸1次，每次灸10~20分钟。可改善阴挺、泄泻、大便难、五淋、阴痒等病症。

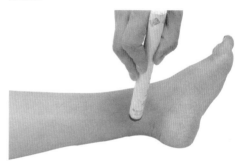

【配伍】

交信＋三阴交

三阴交穴调补肝肾、行气活血、疏经通络。两穴配伍，有行气活血、益肾调经之效，主治月经不调。

交信＋太冲＋血海＋地机

太冲穴调经止淋，血海穴补血养血、引血归经，地机穴调经止带、调燮胞宫。四穴配伍，有补血调经的功效，主治崩漏。

太冲穴

疏肝养血调经带

太冲穴属肝经，穴名意指肝经的水湿风气在此向上冲行，为肝脏原气留止之处，而原穴往往调控着该经的总体气血，有疏肝养血的作用，擅长治疗因肝经病变所引起的月经不调、痛经、经闭、带下等妇科病症。

【定位】

位于足背侧，当第1跖骨间隙的后方凹陷处。

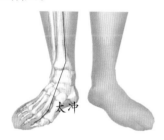

【主治】

中风，癫狂痫，小儿惊风，头痛，眩晕，耳鸣，目赤肿痛，口㖞，咽痛；月经不调，痛经，经闭，崩漏，带下，难产；黄疸，胁痛，腹胀，呕逆；癃闭，遗尿；下肢痿痹，足跗肿痛。

【功效】

回阳救逆，调经止淋。

【日常保健】

按摩：用拇指指腹按揉太冲穴，每日按揉3次，每次100下，可给心脏供血，对情绪压抑、生闷气后产生的反应有疏泄作用。也治疗月经不调、痛经、经闭、崩漏、带下、头晕、头痛等病症。

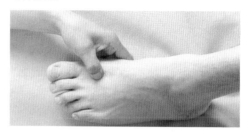

艾灸：每日温和灸灸太冲穴10~20分钟，具有调理气血、平肝息风的功效。可治疗月经不调、头痛、高血压、癫狂痫证等病症。

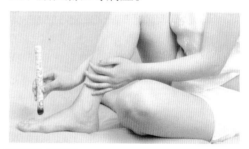

【配伍】

太冲 + 八髎 + 期门

八髎穴调经止带，期门穴疏肝清热、降逆止痛。三穴配伍，通过疏肝理气起到调经止痛的效果，也有通利小便、清湿热的功效。

太冲 + 关元 + 三阴交

关元穴补肾培元，三阴交穴调补肝肾、行气活血。三穴配伍，通过健脾疏肝、理气和血来调理月经，并能健脾，可改善脾胃消化的功能。

行间穴

疏肝理气调经血

行间穴属足厥阴肝经，穴名意指肝经的水湿风气由此顺传而上。该穴具有平肝降火、解郁安神的功效，适用于肝郁气滞引起的月经不调等妇科疾病。

【定位】

位于足背侧，当第1、第2趾间，趾蹼缘的后方赤白肉际处。

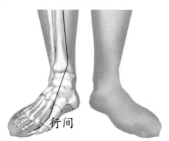

行间

【主治】

中风,癫痫,头痛,目眩,目赤肿痛,青盲,口㖞;月经不调,痛经,闭经,崩漏,带下;阴中痛,疝气;遗尿,癃闭,五淋;胸胁满痛。

【功效】

清肝泄热，凉血安神，息风活络。

【日常保健】

按摩：用拇指指尖掐按行间穴3~5分钟，力度适中，手法连贯。每天坚持，能够疏泄肝胆，治疗月经不调、耳鸣、眩晕等病症。

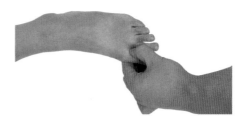

艾灸：艾条温和灸灸行间穴10分钟左右，每天灸1次。可治疗月经不调、胸胁胀痛、视神经萎缩等病症。

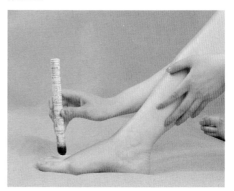

【配伍】

行间＋太冲＋三阴交

太冲穴调经止淋，三阴交穴健脾和胃、调补肝肾、行气活血。三穴配伍，通过疏肝健脾来调理经带，并能清热祛湿，辅助治疗排便不畅及表现为带色黄的白带异常。

行间＋气海＋地机＋三阴交

气海穴行气散滞，地机穴健脾渗湿、调经止带，三阴交穴行气活血。四穴配伍，有行气活血止痛的作用，主治痛经。

地机穴

调经止带健脾胃

地机穴属足太阴脾经，足太阴之郄穴。有渗散脾土水湿、调经止带的功效，适用于湿气困脾导致的经血和带下不正常的病症。

【定位】

位于小腿内侧，当内踝尖与阴陵泉穴的连线上，阴陵泉下 3 寸。

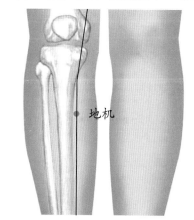

地机

【主治】

痛经，崩漏，月经不调；腹痛，腹泻；疝气；小便不利，水肿。

【功效】

健脾渗湿，调经止带，调燮胞宫。

【日常保健】

按摩：用拇指指腹按揉地机穴100~200次，每天坚持，可治疗月经不调、泄泻、腹痛等病症。

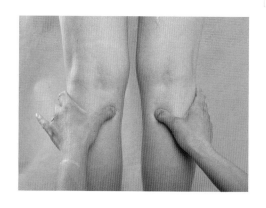

艾灸：宜用温和灸。施灸时，手执艾条以点燃的一端对准施灸部位，距离皮肤1.5~3厘米，以感到施灸处温热、舒适为度。可治疗月经不调、痛经等病症。

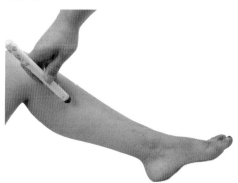

【配伍】

地机 + 血海

血海穴健脾化湿、调经活血。两穴配伍，有调经通血的作用，主治月经不调。

地机 + 中极

中极穴益肾兴阳、通经止带。二穴配伍，主要通过温肾健脾来达到通调月经的作用，同时具有一定的通调水道之效，能缓解小便不利的情况。

隐白穴

·⊰·调血统血的"妇科御医"

隐白穴是足太阴脾经的井穴，名意指脾经体内经脉的阳热之气由本穴外出脾经体表经脉。刺激隐白穴可调控脾经血气，是治疗月经过多、崩漏的要穴。

【定位】

位于足大趾末节内侧，距趾甲角0.1寸。

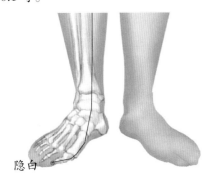

隐白

【主治】

月经过多，崩漏；便血，尿血；癫狂，多梦；惊风；腹满，暴泻。

【功效】

调血统血，扶脾温脾，清心宁神，温阳回厥。

【日常保健】

按摩：用拇指指甲掐按隐白穴50~100次，每天坚持，可治疗月经不调、腹胀、便血、尿血等病症。

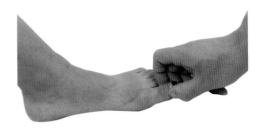

艾灸：艾炷直接灸隐白穴可治疗功能性子宫出血，具有疗程短、疗效显著且无不良反应、停灸后维持时间长等特点，不失为一种治崩漏的好方法。

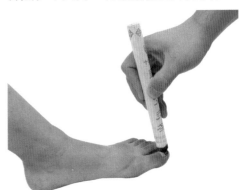

【配伍】

隐白 + 气海 + 血海 + 三阴交

气海穴行气散滞，血海穴健脾化湿、调经活血，三阴交穴行气活血。四穴配伍，通过健脾、统调气血起到调经作用，主治月经过多。

隐白 + 三阴交 + 丰隆

三阴交穴行气活血，丰隆穴健脾和胃。三穴配伍，有健脾祛湿、止带的作用，辅助治疗月经不调伴随的白带异常情况。

第五章

中医辨证调经
——从此让你
轻轻松松

第一节　月经先期

月经周期提前1~2周者，称为"月经先期"，亦称"经期超前"或"经早"。月经先期伴月经过多可进一步发展为崩漏，应及时进行治疗。

辨证论治

辨证主要辨其属气虚或血热，治疗以安冲为大法，或补脾固肾益气，或清热泻火，或滋阴清热。

脾气虚证

主要证候：经期提前，或兼量多，色淡质稀，神疲肢倦，气短懒言，小腹空坠，纳少便溏，舌淡红，苔薄白，脉缓弱。

治疗法则：补脾益气，固冲调经。

方药举例：补中益气汤（《内外伤辨惑论》）。

【组成】黄芪18克，人参、陈皮、升麻、柴胡各6克，炙甘草、白术各9克，当归3克。

【用法】水煎服。

【加减】若月经过多者，去当归，重用黄芪、党参以益气摄血；经行期间去当归，酌加艾叶、阿胶、乌贼骨以止血固摄；便溏者，酌加山药、砂仁、薏苡仁以扶脾止泻。

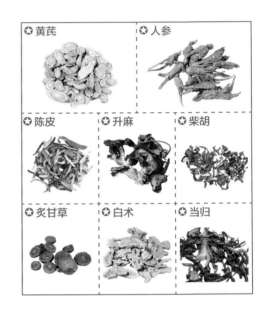

✪黄芪　✪人参
✪陈皮　✪升麻　✪柴胡
✪炙甘草　✪白术　✪当归

肾气虚证

主要证候：经期提前，量少，色淡黯，质清稀，腰酸腿软，头晕耳鸣，小便频数，面色晦暗或有黯斑，舌淡黯，苔薄白，脉沉细。

治疗法则：补肾益气，固冲调经。

方药举例：固阴煎（《景岳全书》）。

【组成】人参适量，熟地黄9~15克，炒山药6克，山茱萸4.5克，炒远志2克，炙甘草3~6克，五味子14粒，菟丝子（炒香）6~9克。

【用法】水煎服。

【加减】若腰痛甚者，酌加续断、杜仲补肾而止腰痛；夜尿频数者，酌加益智仁、金樱子固肾缩小便。

阴虚血热证

主要证候：经期提前，量少，色红质稠，颧赤唇红，手足心热，咽干口燥，舌红，苔少，脉细数。

治疗法则：养阴清热，凉血调经。

方药举例：两地汤（《傅青主女科》）。

【组成】生地黄（酒炒）、玄参各30克，白芍（酒炒）、麦冬各15克，地骨皮、阿胶各9克。

【用法】水煎服。药煎好后，阿胶入药汁中烊化。

【加减】若月经量少者，酌加山药、枸杞子、何首乌滋肾以生精血；手足心热甚者，酌加白薇、生龟甲育阴潜阳以清虚热。

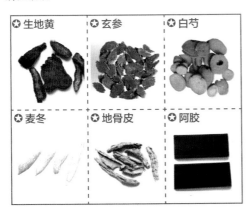

阳盛血热证

主要证候：经期提前，量多，色紫红，质稠，心胸烦闷，渴喜冷饮，大便燥结，小便短赤，面色红赤，舌红，苔黄，脉滑数。

治疗法则：清热降火，凉血调经。

【组成】地骨皮15克，牡丹皮、白芍（酒炒）、熟地黄（九蒸）各9克，青蒿、茯苓各6克，黄柏（盐水浸炒）1.5克。

【用法】水煎服。

【加减】若月经过多者，去茯苓，酌加地榆、茜草根以凉血止血；若经行腹痛，经血夹瘀块者，酌加炒蒲黄、三七以化瘀止血。

肝郁化热证

主要证候：经期提前，量多或少，经色紫红，质稠有块，经前乳房、胸胁、少腹胀痛，烦躁易怒，口苦咽干，舌红，苔黄，脉弦数。

治疗法则：清肝解郁，凉血调经。

方药举例：丹栀逍遥散（《女科撮要》）。

【组成】炒栀子9克，柴胡、当归、白芍、白术、茯苓、生姜各15克，牡丹皮、薄荷、炙甘草各6克。

【用法】共为粗末，每服6~9克，煨姜、薄荷少许，共煎汤温服，每日3次。亦可作汤剂，水煎服，用量按原方比例酌减。

【加减】若月经过多者，经时去当归，酌加牡蛎、茜草、炒地榆以固冲止血；经行不畅，夹有血块者，酌加泽兰、益母草以活血化瘀；经行乳房胀痛甚者，酌加瓜蒌、王不留行、郁金以解郁行滞止痛。

按摩疗法

点按关元穴

【定位】位于下腹部，前正中线上，在脐中下 3 寸。

【按摩】用拇指指腹轻轻点按关元穴约 2 分钟，以局部有酸、麻、胀感为宜。

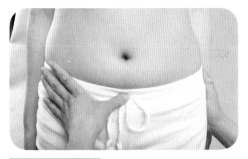

按揉气海穴

【定位】位于下腹部，前正中线上，当脐中下 1.5 寸。

【按摩】用拇指指腹按压气海穴约 30 秒，然后按顺时针方向按揉约 2 分钟，以局部出现酸、麻、胀感觉为佳。

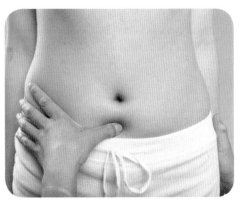

按揉血海穴

【定位】位于大腿内侧，髌底内侧端上 2 寸，当股四头肌内侧头的隆起处。

【按摩】用拇指指腹按揉血海穴 100~200 次，力度由轻至重再至轻，手法连贯。

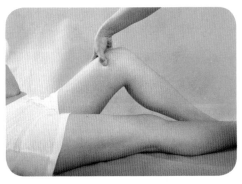

按揉三阴交穴

【定位】位于小腿内侧，当足内踝尖上 3 寸，胫骨内侧缘后方。

【按摩】用拇指按顺时针方向按揉三阴交穴约 2 分钟，然后按逆时针方向按揉约 2 分钟。

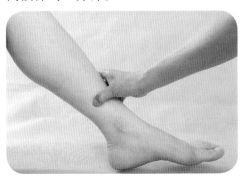

专家指点

气虚型加足三里，虚热型加太溪，实热型加行间。

刮痧疗法

刮拭关元穴

【定位】位于下腹部，前正中线上，在脐中下3寸。

【刮痧】用面刮法从上向下刮拭关元穴，力度微重，以出痧为度。

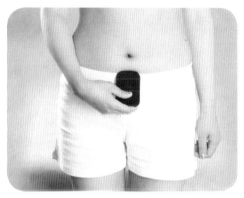

刮拭子宫穴

【定位】位于下腹部，脐中下4寸，前正中线旁开3寸。

【刮痧】用点按法刮拭子宫穴3~5分钟。

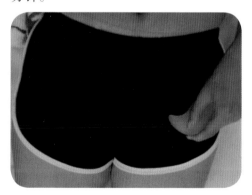

刮拭血海穴

【定位】位于大腿内侧，髌底内侧端上2寸，当股四头肌内侧头的隆起处。

【刮痧】用面刮法从上向下刮拭血海穴，力度微重，以出痧为度。

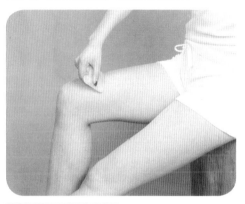

刮拭三阴交穴

【定位】位于小腿内侧，当足内踝尖上3寸，胫骨内侧缘后方。

【刮痧】用面刮法从上向下刮拭下肢三阴交穴，以出痧为度。

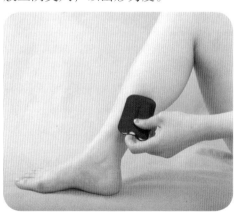

专家指点

气虚型加脾俞，实热型加期门。

第二节　月经后期

月经周期错后 7 天以上，甚至错后 3~5 个月一行，称为"月经后期"，亦称"经期错后""经迟"。月经后期如伴经量过少，常可发展为闭经。

辨证论治

以月经错后、经期基本正常为辨证要点。治疗须辨明虚实，虚证治以温经养血，实证治以活血行滞。

肾虚型

主要证候：经期错后，量少，色淡黯，质清稀，腰酸腿软，头晕耳鸣，带下清稀，面色晦暗，或面部黯斑，舌淡黯，苔薄白，脉沉细。

治疗法则：补肾益气，养血调经。

方药举例：大补元煎（《景岳全书》）。

【组成】人参 10 克，炒山药 6 克，熟地黄 6~9 克，杜仲 6 克，当归 6~9 克，山茱萸 3 克（如畏酸吞酸者去之），枸杞子 6~9 克，炙甘草 3~6 克。

【用法】用水 400 毫升，煎至 280 毫升，空腹时温服。

【加减】若月经量少者，酌加紫河车、肉苁蓉、丹参养精血以行经；带下量多者，酌加鹿角霜、金樱子、芡实固涩止带；若月经错后过久者，酌加肉桂、牛膝以温经活血，引血下行。

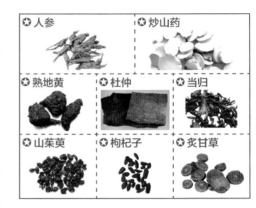

图示：人参、炒山药、熟地黄、杜仲、当归、山茱萸、枸杞子、炙甘草

血虚型

主要证候：经期错后，量少，色淡质稀，小腹空痛，头晕眼花，心悸失眠，皮肤不润，面色苍白或萎黄，舌淡，苔薄，脉细无力。

治疗法则：补血养营，益气调经。

方药举例：人参养荣汤（《三因极一病证方论》）。

【组成】白芍 90 克，黄芪、当归、肉桂、炙甘草、陈皮、白术、人参各 30 克，远志（去心，炒）15 克，熟地黄 9 克，五味子、茯苓各 4 克。

【用法】上锉为散，每服 12 克，加生姜 3 片、大枣 2 枚，水煎服。

【加减】若月经过少者，去五味子，酌加丹参、鸡血藤；若经行小腹隐隐作痛者，重用白芍，酌加阿胶、香附。

血寒型

（1）虚寒证

主要证候：经期错后，量少，色

淡质稀，小腹隐痛，喜热喜按，腰酸无力，小便清长，面色㿠白，舌淡，苔白，脉沉迟无力。

治疗法则：温经扶阳，养血调经。

方药举例：大营煎（《景岳全书》）。

【组成】当归6~15克，熟地黄9~21克，杜仲、枸杞子各6克，肉桂、炙甘草各3~6克，牛膝4.5克。

【用法】用水400毫升，煎至280毫升。空腹时温服。

【加减】若经行小腹痛者，酌加巴戟天、小茴香、香附；虚甚者，加人参。

（2）实寒证

主要证候：经期错后，量少，经色紫黯有块，小腹冷痛拒按，得热痛减，畏寒肢冷，舌黯，苔白，脉沉紧或沉迟。

治疗法则：温经散寒，活血调经。

方药举例：温经汤（《金匮要略》）。

【组成】当归、川芎、肉桂、莪术（醋炒）、白芍、牡丹皮各6克，人参、牛膝、甘草各9克。

【用法】水煎服。

【加减】若经行腹痛者，加小茴香、香附、延胡索以散寒滞止痛；月经过少者，酌加丹参、益母草、鸡血藤养血活血调经。

气滞型

主要证候：经期错后，量少，经色黯红或有血块，小腹胀痛，精神抑郁，胸闷不舒，舌象正常，脉弦。

治疗法则：理气行滞，活血调经。

方药举例：乌药汤（《兰室秘藏》）。

【组成】乌药8克，香附6克，当归3克，木香、炙甘草各2克。

【用法】水煎服。

【加减】若小腹胀痛甚者，酌加莪术、延胡索；乳房胀痛明显者，酌加柴胡、川楝子、王不留行；月经过少者，酌加鸡血藤、川芎、丹参。

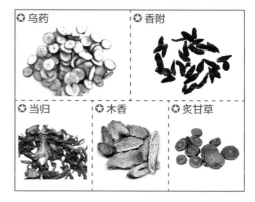

痰湿型

主要证候：经期错后，量少，色淡，质黏，头晕体胖，心悸气短，脘闷恶心，带下量多，舌淡胖，苔白腻，脉滑。

治疗法则：燥湿化痰，活血调经。

方药举例：芎归二陈汤（《丹溪心法》）。

【组成】当归、半夏各15克，川芎10克，陈皮、茯苓各8克，甘草3克，生姜3片。

【用法】水煎服。

【加减】若脾虚食少、神倦乏力者，酌加人参、白术；脘闷呕恶者，酌加砂仁、枳壳；白带量多者，酌加苍术、车前子。

按摩疗法

按揉气海穴

【定位】位于下腹部，前正中线上，当脐中下 1.5 寸。

【按摩】用拇指指腹按压气海穴约 30 秒，然后按顺时针方向按揉约 2 分钟，以局部出现酸、麻、胀感觉为佳。

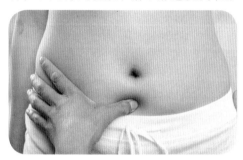

按揉血海穴

【定位】位于大腿内侧，髌底内侧端上 2 寸，当股四头肌内侧头的隆起处。

【按摩】用拇指指腹按揉血海穴 100~200 次，力度由轻至重再至轻，手法连贯。

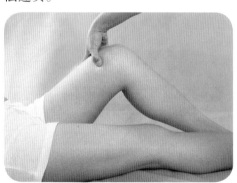

按揉三阴交穴

【定位】位于小腿内侧，当足内踝尖上 3 寸，胫骨内侧缘后方。

【按摩】用拇指按顺时针方向按揉三阴交穴约 2 分钟，然后按逆时针方向按揉约 2 分钟。

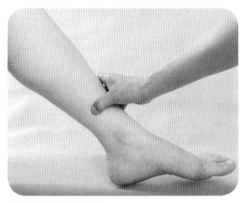

点按关元穴

【定位】位于下腹部，前正中线上，在脐中下 3 寸。

【按摩】用拇指指腹轻轻点按关元穴约 2 分钟，以局部有酸、麻、胀感为宜。

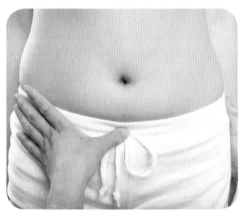

专家指点

肾虚型加太溪，血寒型加命门，血虚型加脾俞。

艾灸疗法

灸关元穴

【定位】位于下腹部，前正中线上，在脐中下3寸。

【艾灸】艾条温和灸，每日灸1次，每次灸10~15分钟，灸至皮肤产生红晕为止。

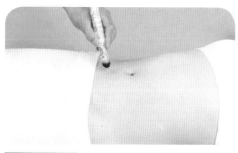

灸血海穴

【定位】位于大腿内侧，髌底内侧端上2寸，当股四头肌内侧头的隆起处。

【艾灸】艾条温和灸，每日灸1次，每次灸20分钟左右，灸至皮肤产生红晕为止。

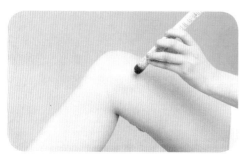

灸三阴交穴

【定位】位于小腿内侧，当足内踝尖上3寸，胫骨内侧缘后方。

【艾灸】艾条温和灸，每日灸1次，每次灸15分钟左右，灸至皮肤产生红晕为止。

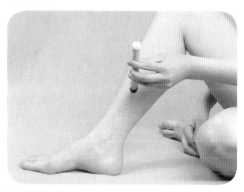

灸子宫穴

【定位】位于下腹部，脐中下4寸，前正中线旁开3寸。

【艾灸】艾条温和灸，每日灸1次，每次灸10分钟左右，灸至皮肤产生红晕为止。

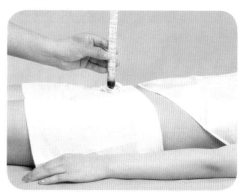

专家指点

肾虚型加肾俞，血寒型加归来，血虚型加足三里，气滞型加合谷。

第三节　月经先后不定期

月经周期或前或后1~2周者，称为"月经先后无定期"，又称"经水先后无定期""月经愆期""经乱"。青春期初潮后1年内及更年期月经先后无定期者，如无其他证候，可不予治疗。月经先后无定期若伴有经量增多及经期紊乱，常可发展为崩漏。

辨证论治

以月经周期或长或短但经期正常为辨证要点。治疗以调理冲任气血为原则，或疏肝解郁，或调补脾肾，随证治之。

肾虚型

主要证候：经行或先或后，量少，色淡，质稀，头晕耳鸣，腰酸腿软，小便频数，舌淡，苔薄，脉沉细。

治疗法则：补肾益气，养血调经。

方药举例：固阴煎（《景岳全书》）。

【组成】人参适量，熟地黄9~15克，炒山药6克，山茱萸4.5克，炒远志2克，炙甘草3~6克，五味子14粒，菟丝子（炒香）6~9克。

【用法】水煎服。

【加减】若腰骶酸痛者，酌加杜仲、巴戟天；带下量多者，酌加鹿角霜、沙苑子、金樱子。

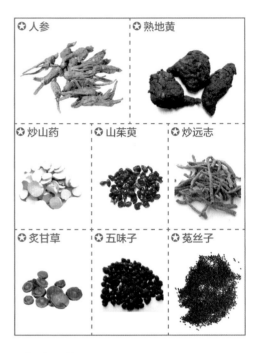

❀人参　　■熟地黄
❀炒山药　■山茱萸　❀炒远志
❀炙甘草　　五味子　❀菟丝子

脾虚型

主要证候：经行或先或后，量多，色淡质稀，神倦乏力，脘腹胀满，纳呆食少，舌淡，苔薄，脉缓。

治疗法则：补脾益气，养血调经。

方药举例：归脾汤（《正体类要》）。

【组成】人参6克，白术、当归、白茯苓、黄芪、炒远志、龙眼肉、炒酸枣仁各3克，木香1.5克，炙甘草1克。

【用法】加生姜、大枣，水煎服。

【加减】若食少腹胀者，酌加麦芽、砂仁、陈皮；月经量多者，去生姜、当归，酌加乌贼骨、陈棕炭。

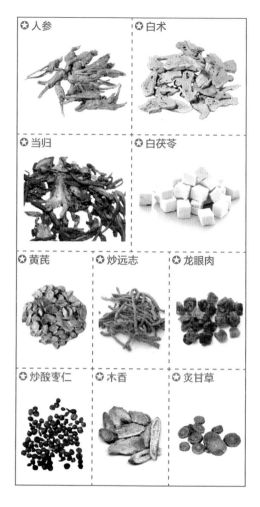

【组成】柴胡、当归、白芍、白术、茯苓各9克，炙甘草4.5克。

【用法】上药共为细末，每服6~12克，用生姜、薄荷少许煎汤冲服，每日3次；若作汤剂，用量按原方比例酌减。

【加减】若经来腹痛者，酌加香附、延胡索；夹有血块者，酌加泽兰、益母草；有热者，加牡丹皮、栀子；脘闷纳呆者，酌加枳壳、厚朴、陈皮；兼肾虚者，酌加菟丝子、熟地黄、续断。

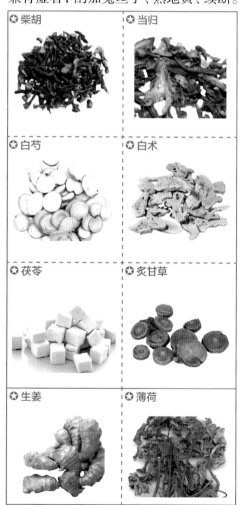

肝郁型

主要证候：经行或先或后，经量或多或少，色黯红，有血块，或经行不畅，胸胁、乳房、少腹胀痛，精神郁闷，时欲太息，嗳气食少，舌质正常，苔薄，脉弦。

治疗法则：疏肝解郁，和血调经。

方药举例：逍遥散（《太平惠民和剂局方》）。

按摩疗法

点按关元穴

【定位】位于下腹部，前正中线上，在脐中下3寸。

【按摩】用拇指指腹轻轻点按关元穴约2分钟，以局部有酸、麻、胀感为宜。

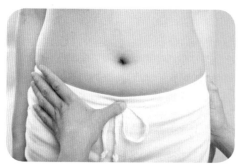

按揉血海穴

【定位】位于大腿内侧，髌底内侧端上2寸，当股四头肌内侧头的隆起处。

【按摩】用拇指指腹按揉血海穴100~200次，力度由轻至重再至轻，手法连贯。

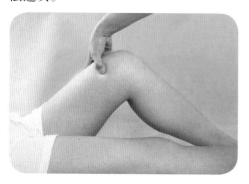

按揉三阴交穴

【定位】位于小腿内侧，当足内踝尖上3寸，胫骨内侧缘后方。

【按摩】用拇指按顺时针方向按揉三阴交穴约2分钟，然后按逆时针方向按揉约2分钟。

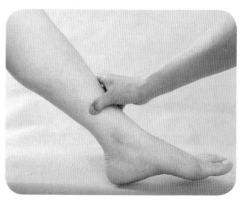

按揉子宫穴

【定位】位于下腹部，脐中下4寸，前正中线旁开3寸。

【按摩】用拇指指腹按揉子宫穴3~5分钟，以局部有酸、麻、胀感为宜。

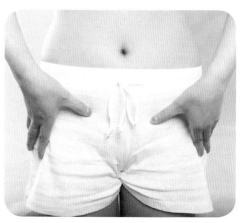

专家指点

肾虚型加肾俞，肝郁型加期门，血虚型加脾俞。

刮痧疗法

刮拭关元穴

【定位】位于下腹部，前正中线上，在脐中下3寸。

【刮痧】用面刮法从上向下刮拭关元穴，力度微重，以出痧为度。

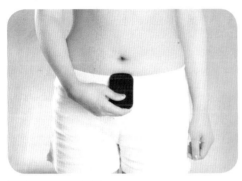

刮拭血海穴

【定位】位于大腿内侧，髌底内侧端上2寸，当股四头肌内侧头的隆起处。

【刮痧】用面刮法从上向下刮拭血海穴，力度微重，以出痧为度。

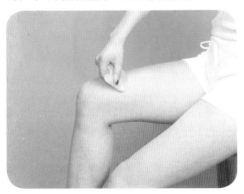

刮拭三阴交穴

【定位】位于小腿内侧，当足内踝尖上3寸，胫骨内侧缘后方。

【刮痧】用面刮法从上向下刮拭下肢三阴交穴，以出痧为度。

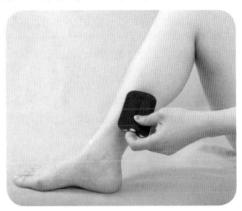

刮拭气海穴

【定位】位于下腹部，前正中线上，当脐中下1.5寸。

【刮痧】用点按法刮拭气海穴3~5分钟，以出痧为度。

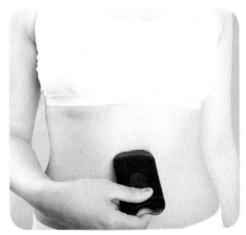

专家指点

肾虚型加太溪，肝郁型加太冲。

第四节 月经过多

月经周期正常，经量明显多于既往者，称为"月经过多"，亦称"经水过多"。

辨 证 论 治

以月经量多而周期、经期正常为辨证要点，结合经色和经质的变化以及全身的证候分辨虚实、寒热。治疗要注意经时和平时的不同，平时治本是调经，经时固冲止血需标本同治。

气虚型

主要证候：行经量多，色淡红，质清稀，神疲体倦，气短懒言，小腹空坠，面色㿠白，舌淡，苔薄，脉缓弱。

治疗法则：补气升提，固冲止血。

方药举例：安冲汤（《医学衷中参西录》）加升麻。

【组成】白术、生黄芪、生龙骨、生牡蛎、生地黄、白芍各18克，海螵蛸、川续断各12克，茜草、升麻各9克。

【用法】水煎服。

【加减】若经行有瘀块或伴有腹痛者，酌加泽兰、三七、益母草；兼腰骶酸痛者，酌加鹿角霜、补骨脂、桑寄生；兼头晕心悸者，生地黄易熟地黄，酌加制首乌、五味子。

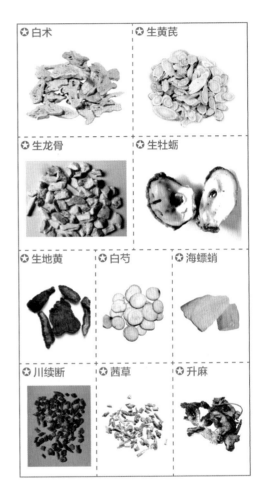

✿白术　　✿生黄芪
✿生龙骨　✿生牡蛎
✿生地黄　✿白芍　✿海螵蛸
✿川续断　✿茜草　✿升麻

血热型

主要证候：经行量多，色鲜红或深红，质黏稠，口渴饮冷，心烦多梦，尿黄便结，舌红，苔黄，脉滑数。

治疗法则：清热凉血，固冲止血。

方药举例：保阴煎（《景岳全书》）加炒地榆、槐花。

【组成】生地黄、熟地黄、芍药各6克，黄芩、黄柏、山药、续断、炒地榆、槐花各4.5克，甘草3克。

【用法】水煎服。

【加减】若经血黏稠有腐臭味，或平时黄带淋漓，下腹坠痛者，重用黄芩、黄柏，酌加马齿苋、败酱草、薏苡仁；热甚伤津，口干而渴者，酌加天花粉、玄参、麦冬以生津止渴。

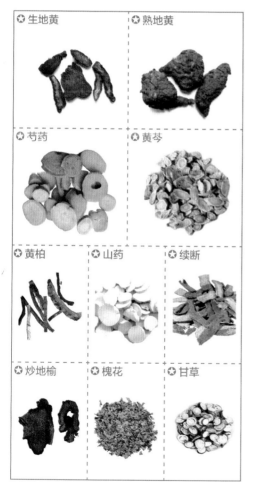

血瘀型

主要证候：经行量多，色紫黯，质稠有血块，经行腹痛，或平时小腹胀痛，舌紫黯或有瘀点，脉涩有力。

治疗法则：活血化瘀，固冲止血。

方药举例：桃红四物汤（《医宗金鉴》）加三七、茜草。

【组成】当归、熟地黄、川芎、白芍、桃仁、红花各15克，三七、茜草各10克。

【用法】水煎服。

【加减】若经行腹痛甚者，酌加延胡索、香附；血瘀挟热，兼口渴心烦者，酌加黄芩、黄柏、炒地榆。

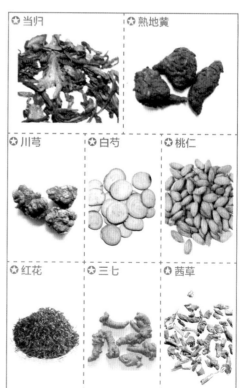

按摩疗法

点按关元穴

【定位】位于下腹部，前正中线上，在脐中下3寸。

【按摩】用拇指指腹轻轻点按关元穴约2分钟，以局部有酸、麻、胀感为宜。

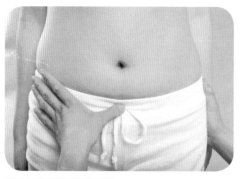

按揉三阴交穴

【定位】位于小腿内侧，当足内踝尖上3寸，胫骨内侧缘后方。

【按摩】用拇指按顺时针方向按揉三阴交穴约2分钟，然后按逆时针方向按揉约2分钟。

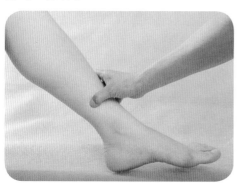

按揉血海穴

【定位】位于大腿内侧，髌底内侧端上2寸，当股四头肌内侧头的隆起处。

【按摩】用拇指指腹按揉血海穴100~200次，力度由轻至重再至轻，手法连贯。

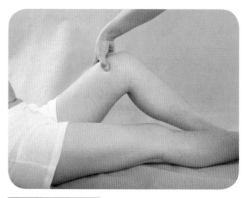

掐按隐白穴

【定位】位于足大趾末节内侧，距趾甲角0.1寸。

【按摩】用拇指指甲掐按隐白穴50~100次。

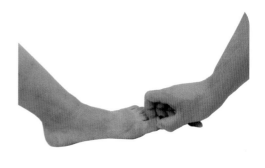

专家指点

气虚型加足三里，血热型加行间，血瘀型加膈俞。

刮痧疗法

刮拭关元穴

【定位】位于下腹部，前正中线上，在脐中下3寸。

【刮痧】用面刮法从上向下刮拭关元穴，力度微重，以出痧为度。

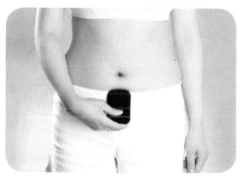

刮拭血海穴

【定位】位于大腿内侧，髌底内侧端上2寸，当股四头肌内侧头的隆起处。

【刮痧】用面刮法从上向下刮拭血海穴，力度微重，以出痧为度。

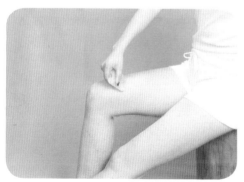

刮拭三阴交穴

【定位】位于小腿内侧，当足内踝尖上3寸，胫骨内侧缘后方。

【刮痧】用面刮法从上向下刮拭下肢三阴交穴，以出痧为度。

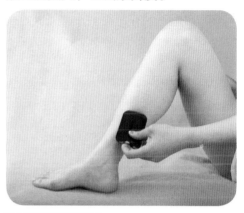

刮拭隐白穴

【定位】位于足大趾末节内侧，距趾甲角0.1寸。

【刮痧】用点按法刮拭隐白穴3~5分钟，以出痧为度。

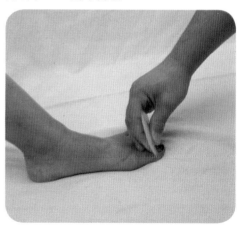

专家指点

气虚型加脾俞，血热型加地机，肝火上逆型加期门。

第五节　月经过少

月经周期正常，经量明显少于既往，经期不足2天，甚或点滴即净者，称"月经过少"，亦称"经水涩少，经量过少"。

辨 证 论 治

以经量的明显减少而周期正常为辨证要点，也可伴有经期缩短。治疗须分辨虚实，虚证者重在补肾益精，或补血益气以滋经血之源；实证者重在温经行滞，或祛瘀行血以通调冲任。

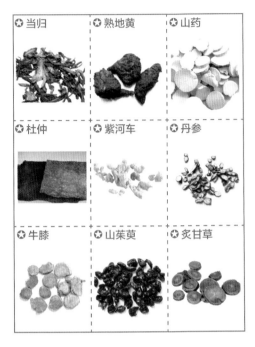

✿当归　✿熟地黄　✿山药
✿杜仲　✿紫河车　✿丹参
✿牛膝　✿山茱萸　✿炙甘草

肾虚型

主要证候：经来量少，不日即净，或点滴即止，血色淡黯，质稀，腰酸腿软，头晕耳鸣，小便频数，舌淡，苔薄，脉沉细。

治疗法则：补肾益精，养血调经。

方药举例：当归地黄饮（《景岳全书》）加紫河车、丹参。

【组成】当归6~9克，熟地黄9~15克，山药、杜仲、紫河车、丹参各6克，牛膝4.5克，山茱萸3克，炙甘草2.4克。

【用法】水煎服。

【加减】若形寒肢冷者，酌加肉桂、淫羊藿、人参；夜尿频数者，酌加益智仁、桑螵蛸。

血虚型

主要证候：经来量少，不日即净，或点滴即止，经色淡红，质稀，头晕眼花，心悸失眠，皮肤不润，面色萎黄，舌淡，苔薄，脉细无力。

治疗法则：补血益气调经。

方药举例：滋血汤（《证治准绳·女科》）。

【组成】人参、山药、黄芪各3克，白茯苓、川芎、当归、白芍、熟地黄各4.5克。

【用法】水煎，去渣，温服。

【加减】若心悸失眠者，酌加炒枣仁、五味子；脾虚食少者，加鸡内金、砂仁。

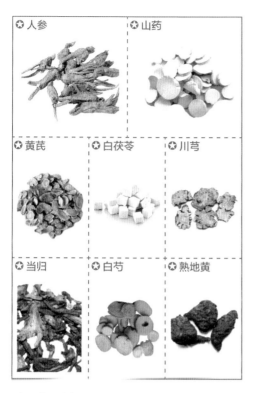

治疗法则：活血化瘀，理气调经。

方药举例：通瘀煎（《景岳全书》）。

【组成】当归尾9~15克，山楂、香附、红花（新者，炒黄）各6克，乌药3~6克，青皮4.5克，木香2.1克，泽泻4.5克。

【用法】水煎，去滓，温服。

【加减】若兼少腹冷痛，脉沉迟者，酌加肉桂、吴茱萸；若平时少腹疼痛，或伴低热不退，舌紫黯，苔黄而干，脉数者，酌加牡丹皮、栀子、泽兰。

血寒型

主要证候：经行量少，色黯红，小腹冷痛，得热痛减，畏寒肢冷，面色青白，舌黯，苔白，脉沉紧。

治疗法则：温经散寒，活血调经。

方药举例：温经汤（方见第二节月经后期）。

血瘀型

主要证候：经行涩少，色紫黑有块，小腹刺痛拒按，血块下后痛减，或胸胁胀痛，舌紫黯，或有瘀斑紫点，脉涩有力。

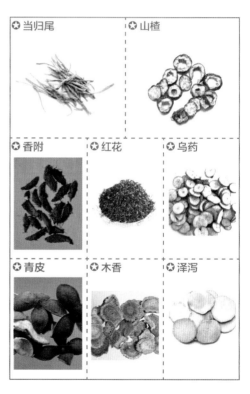

按摩疗法

按揉子宫穴

【定位】位于下腹部,脐中下4寸,前正中线旁开3寸。

【按摩】用拇指指腹按揉子宫穴3~5分钟,以局部有酸、麻、胀感为宜。

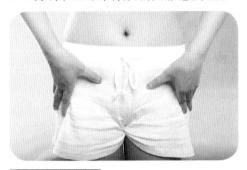

按揉血海穴

【定位】位于大腿内侧,髌底内侧端上2寸,当股四头肌内侧头的隆起处。

【按摩】用拇指指腹按揉血海穴100~200次,力度由轻至重再至轻,手法连贯。

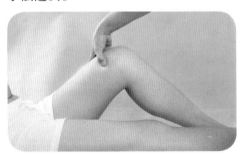

按揉三阴交穴

【定位】位于小腿内侧,当足内踝尖上3寸,胫骨内侧缘后方。

【按摩】用拇指按顺时针方向按揉三阴交穴约2分钟,然后按逆时针方向按揉约2分钟。

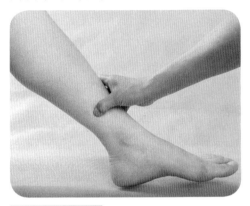

点按关元穴

【定位】位于下腹部,前正中线上,在脐中下3寸。

【按摩】用拇指指腹轻轻点按关元穴约2分钟,以局部有酸、麻、胀感为宜。

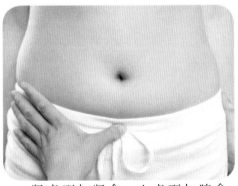

肾虚型加肾俞,血虚型加脾俞,

专家指点

血瘀型加八髎,痰湿型加丰隆。

艾灸疗法

灸关元穴

【定位】位于下腹部，前正中线上，在脐中下3寸。

【艾灸】艾条温和灸，每日灸1次，每次灸10~15分钟，灸至皮肤产生红晕为止。

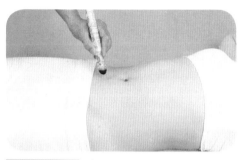

灸血海穴

【定位】位于大腿内侧，髌底内侧端上2寸，当股四头肌内侧头的隆起处。

【艾灸】艾条温和灸，每日灸1次，每次灸20分钟左右，灸至皮肤产生红晕为止。

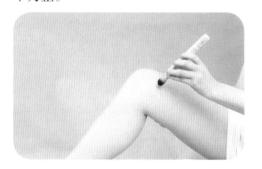

灸三阴交穴

【定位】位于小腿内侧，当足内踝尖上3寸，胫骨内侧缘后方。

【艾灸】艾条温和灸，每日灸1次，每次灸15分钟左右，灸至皮肤产生红晕为止。

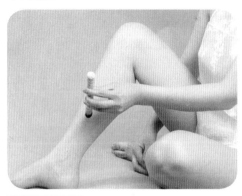

灸子宫穴

【定位】位于下腹部，脐中下4寸，前正中线旁开3寸。

【艾灸】艾条温和灸，每日灸1次，每次灸10分钟左右，灸至皮肤产生红晕为止。

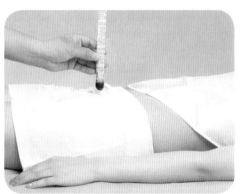

专家指点

肾虚型加肾俞，血虚型加足三里，血瘀型加膈俞，痰湿型加丰隆。

第六节　经期延长

月经周期正常，经期超过了7天以上，甚或2周方净者，称为"经期延长"，又称"经事延长"。

辨证论治

以经期延长而月经周期正常为辨证要点。治疗以固冲调经为大法，气虚者重在补气升提，阴虚血热者重在养阴清热，瘀血阻滞者以通为止，不可概投固涩之剂，犯虚虚实实之戒。

气虚型

主要证候：经行时间延长，量多，经色淡红，质稀，肢倦神疲，气短懒言，面色㿠白，舌淡，苔薄，脉缓弱。

治疗法则：补气升提，固冲调经。

方药举例：举元煎（《景岳全书》）加阿胶、艾叶、乌贼骨。

【组成】人参、炙黄芪各10克，白术、炙甘草各3克，升麻4克，阿胶、艾叶、乌贼骨各6克。

【用法】水煎服。

【加减】若经量多者，酌加生牡蛎、五味子、棕榈炭；伴有经行腹痛，经血有块者，酌加三七、茜草根、血余炭；兼血虚者，症见头晕心悸，失眠多梦，酌加制首乌、龙眼肉、熟地黄。

虚热型

主要证候：经行时间延长，量少，经色鲜红，质稠，咽干口燥，潮热颧红，手足心热，大便燥结，舌红，苔少，脉细数。

治疗法则：养阴清热，凉血调经。

方药举例：清血养阴汤（《妇科临床手册》）。

【组成】生地黄、牡丹皮、白芍、玄参、黄柏、女贞子、旱莲草各15克。

【用法】水煎服。

【加减】若月经量少者，酌加熟地黄、丹参；潮热不退者，酌加白薇、地骨皮。

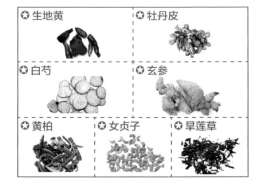

血瘀型

主要证候：经行时间延长，量或多或少，经色紫黯有块，经行小腹疼痛拒按，舌紫黯或有小瘀点，脉涩有力。

治疗法则：活血祛瘀，固冲调经。

方药举例：棕蒲散（《陈素庵妇科补解》）。

【组成】棕榈炭、蒲黄、炭归身、炒白芍、川芎、生地黄、牡丹皮、秦艽、泽兰、杜仲各6克。

【用法】水煎服。

按摩疗法

按揉子宫穴

【定位】位于下腹部，脐中下4寸，前正中线旁开3寸。

【按摩】用拇指指腹按揉子宫穴3~5分钟，以局部有酸、麻、胀感为宜。

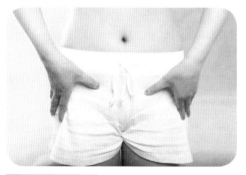

按揉气海穴

【定位】位于下腹部，前正中线上，当脐中上1.5寸。

【按摩】用拇指指腹按压气海穴约30秒，然后按顺时针方向按揉约2分钟，以局部出现酸、麻、胀感觉为佳。

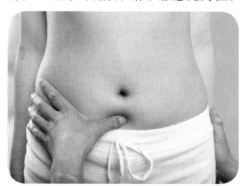

按揉血海穴

【定位】位于大腿内侧，髌底内侧端上2寸，当股四头肌内侧头的隆起处。

【按摩】用拇指指腹按揉血海穴100~200次，力度由轻至重再至轻，手法连贯。

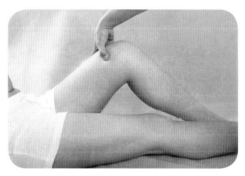

按揉三阴交穴

【定位】位于小腿内侧，当足内踝尖上3寸，胫骨内侧缘后方。

【按摩】用拇指按顺时针方向按揉三阴交穴约2分钟，然后按逆时针方向按揉约2分钟。

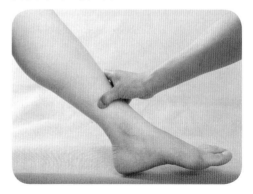

专家指点

气虚型加足三里，血热型加地机，血瘀型加八髎。

刮痧疗法

刮拭关元穴

【定位】位于下腹部，前正中线上，在脐中下3寸。

【刮痧】用面刮法从上向下刮拭关元穴，力度微重，以出痧为度。

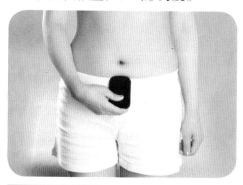

刮拭血海穴

【定位】位于大腿内侧，髌底内侧端上2寸，当股四头肌内侧头的隆起处。

【刮痧】用面刮法从上向下刮拭血海穴，力度微重，以出痧为度。

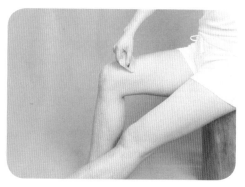

刮拭三阴交穴

【定位】位于小腿内侧，当足内踝尖上3寸，胫骨内侧缘后方。

【刮痧】用面刮法从上向下刮拭下肢三阴交穴，以出痧为度。

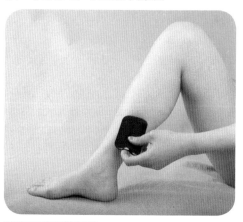

刮拭子宫穴

【定位】位于下腹部，脐中下4寸，前正中线旁开3寸。

【刮痧】用点按法刮拭子宫穴3~5分钟。

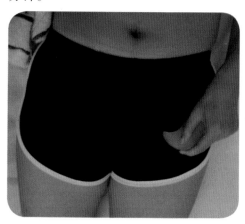

专家指点

气虚型加足三里，血热型加太冲，血瘀型加膈俞。

第七节　经间期出血

月经周期基本正常，在两次月经之间，即氤氲之时，发生周期性阴道出血者，称为"经间期出血"。若出血期长，血量增多，不及时治疗，进一步发展可致崩漏。

辨证论治

本病以在氤氲之时有周期性的少量子宫出血为辨证要点，进行分析则更为准确。治疗以调摄冲任阴阳平衡为大法，选用滋肾阴、补脾气、利湿热或消瘀血之方药随证治之。

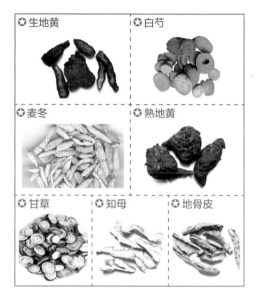

✪生地黄　✪白芍　✪麦冬　✪熟地黄　✪甘草　✪知母　✪地骨皮

肾阴虚型

主要证候：经间期出血，量少，色鲜红，质稠，头晕耳鸣，腰腿酸软，手足心热，夜寐不宁，舌红，苔少，脉细数。

治疗法则：滋肾益阴，固冲止血。

方药举例：加减一贯煎（《景岳全书》）。

【组成】生地黄、白芍各15克，麦冬、熟地黄、甘草、知母、地骨皮各10克。

【用法】水煎服。

【加减】若头晕耳鸣者，酌加珍珠母、生牡蛎；夜寐不宁者，酌加远志、首乌藤；出血期，酌加旱莲草、炒地榆、三七。

脾气虚型

主要证候：经间期出血，量少，色红，质稀，神疲体倦，气短懒言，食少腹胀，舌淡，苔薄，脉缓弱。

治疗法则：健脾益气，固冲摄血。

方药举例：归脾汤（《正体类要》）。

【组成】人参6克，白术、当归、白茯苓、黄芪、炒远志、龙眼肉、酸枣仁（炒）各3克，木香1.5克，炙甘草1克。

【用法】加生姜、大枣，水煎服。

湿热型

主要证候：经间期出血，血色深红，质稠，平时带下量多色黄，小腹时痛，心烦口渴，口苦咽干，舌红，苔黄腻，脉滑数。

治疗法则：清热除湿，凉血止血。

方药举例：清肝止淋汤（《傅青主女科》）去阿胶、红枣，加茯苓、炒地榆。

【组成】白芍（醋炒）、当归（酒洗）各30克，生地黄15克（酒炒），茯苓、炒地榆、粉牡丹皮各9克，黄柏、牛膝各6克，香附（酒炒）3克，小黑豆30克。

【用法】水煎服。

【加减】出血期间，去当归、香附、牛膝，酌加茜草根、乌贼骨；带下量多者，酌加马齿苋、土茯苓；食欲不振或食后腹胀者，去生地黄、白芍，酌加厚朴、麦芽；大便不爽者，去当归、生地黄，酌加薏苡仁、白扁豆。

血瘀型

主要证候：经间期出血，血色紫黯，夹有血块，小腹疼痛拒按，情志抑郁，舌紫黯或有瘀点，脉涩有力。

治疗法则：活血化瘀，理血归经。

方药举例：逐瘀止血汤（《傅青主女科》）。

【组成】生地黄（酒炒）30克，大黄、赤芍、龟甲（醋炙）各9克，牡丹皮3克，当归尾、枳壳各15克，桃仁10粒（泡、炒、研）。

【用法】水煎服。

【加减】出血期间，去赤芍、当归尾，酌加三七、炒蒲黄；腹痛较剧者，酌加延胡索、香附；挟热者，酌加黄柏、知母。

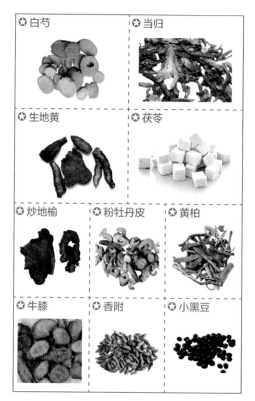

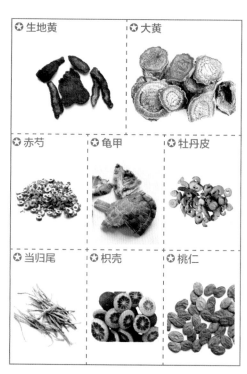

按摩疗法

点按关元穴

【定位】位于下腹部，前正中线上，在脐中下3寸。

【按摩】用拇指指腹轻轻点按关元穴约2分钟，以局部有酸、麻、胀感为宜。

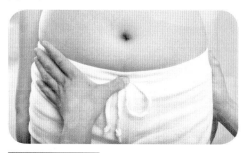

按揉血海穴

【定位】位于大腿内侧，髌底内侧端上2寸，当股四头肌内侧头的隆起处。

【按摩】用拇指指腹按揉血海穴100~200次，力度由轻至重再至轻，手法连贯。

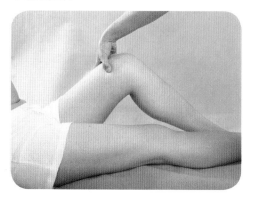

按揉三阴交穴

【定位】位于小腿内侧，当足内踝尖上3寸，胫骨内侧缘后方。

【按摩】用拇指按顺时针方向按揉三阴交穴约2分钟，然后按逆时针方向按揉约2分钟。

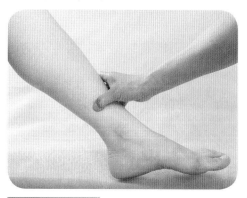

按揉地机穴

【定位】位于小腿内侧，阴陵泉穴下3寸，胫骨内侧缘后际。

【按摩】用拇指按顺时针方向按揉地机穴约2分钟，然后按逆时针方向按揉约2分钟。

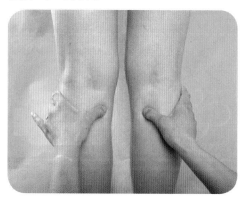

专家指点

肾阴虚型加太溪，血瘀型加合谷，湿热型加隐白。

拔罐疗法

拔罐血海穴

【定位】位于大腿内侧，髌底内侧端上2寸，当股四头肌内侧头的隆起处。

【拔罐】将罐吸拔在血海穴上，留罐15分钟，以局部皮肤泛红，充血为度。

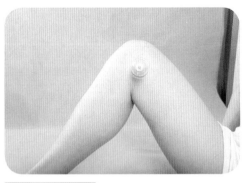

拔罐关元穴

【定位】位于下腹部，前正中线上，在脐中下3寸。

【拔罐】将罐吸拔在关元穴上，留罐15分钟，以局部皮肤泛红，充血为度。

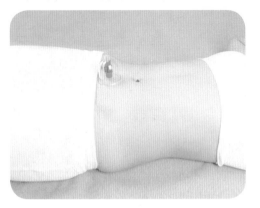

拔罐三阴交穴

【定位】位于小腿内侧，当足内踝尖上3寸，胫骨内侧缘后方。

【拔罐】将罐吸拔在三阴交穴上，留罐10分钟，以局部皮肤泛红，充血为度。

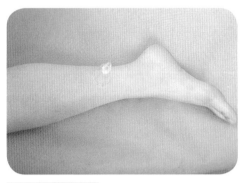

拔罐气海穴

【定位】位于下腹部，前正中线上，当脐中下1.5寸。

【拔罐】将罐吸拔在气海穴上，留罐15分钟，以局部皮肤泛红，充血为度。

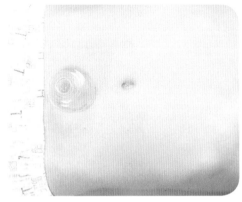

专家指点

肾阴虚型加肾俞，血瘀型加行间，湿热型加太冲。

第八节　痛经

凡在经期或经行前后，出现周期性小腹疼痛，或痛引腰骶，甚至剧痛晕厥者，称为"痛经"，亦称"经行腹痛"。功能性痛经容易痊愈，器质性病变导致的痛经病程较长，缠绵难愈。

辨证论治

本病以伴随月经来潮而周期性小腹疼痛作为辨证要点，根据其疼痛发生的时间、部位、性质、喜按或拒按等不同情况，明辨其虚实寒热，在气在血。一般痛在经前、经期，多属实；痛在经后、经期，多属虚。痛胀俱甚、拒按，多属实；隐隐作痛，喜揉喜按，多属虚。

得热痛减多为寒，得热痛甚多为热。痛甚于胀多为血瘀，胀甚于痛多为气滞。痛在两侧少腹病多在肝，痛连腰际病多在肾。其治疗大法以通调气血为主。

肾气亏损型

主要证候：经期或经后小腹隐隐作痛，喜按，月经量少，色淡质稀，头晕耳鸣，腰酸腿软，小便清长，面色晦暗，舌淡，苔薄，脉沉细。

治疗法则：补肾填精，养血止痛。

方药举例：调肝汤（《傅青主女科》）。

【组成】山药（炒）15克，阿胶（白面炒）、当归（酒洗）、白芍（酒炒）、山茱黄（蒸熟）各9克，巴戟天（盐水浸）、甘草各3克。

【用法】水煎服，阿胶烊化。

【加减】若经量少者，酌加鹿角胶、熟地黄、枸杞子；腰骶酸痛剧者，酌加桑寄生、杜仲、狗脊。

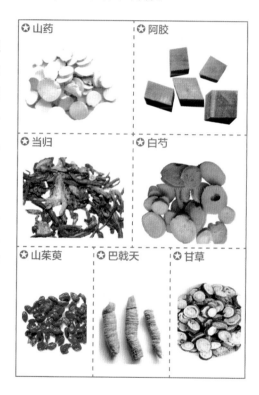

❀山药　　　　❀阿胶

❀当归　　　　❀白芍

❀山茱萸　❀巴戟天　❀甘草

气血虚弱型

主要证候：经期或经后小腹隐痛喜按，月经量少，色淡质稀，神疲乏力，头晕心悸，失眠多梦，面色苍白，舌淡，苔薄，脉细弱。

治疗法则：补气养血，和中止痛。

方药举例：黄芪建中汤（《金匮要略》）加当归、党参。

【组成】芍药18克，当归、党参、黄芪、桂枝、生姜各9克，炙甘草6克，大枣4枚，饴糖（后入）30克。

【用法】水煎2次，取汁，去渣，加入饴糖，分2次温服。

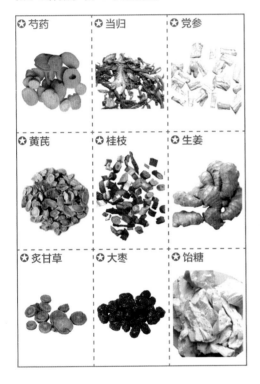

气滞血瘀型

主要证候：经前或经期小腹胀痛拒按，胸胁、乳房胀痛，经行不畅，经色紫黯有块，块下痛减，舌紫黯，或有瘀点，脉弦或弦涩有力。

治疗法则：行气活血，祛瘀止痛。

方药举例：膈下逐瘀汤（《医林改错》）。

【组成】五灵脂、当归、桃仁、甘草、红花各9克，川芎、牡丹皮、赤芍、乌药各6克，枳壳5克，延胡索、香附各3克。

【用法】水煎服。

【加减】若痛经剧烈伴有恶心呕吐者，酌加吴茱萸、半夏、莪术；若兼小腹胀坠或痛连肛门者，酌加姜黄、川楝子；兼寒者小腹冷痛，酌加艾叶、小茴香；挟热者，口渴，舌红，脉数，宜酌加栀子、连翘、黄柏。

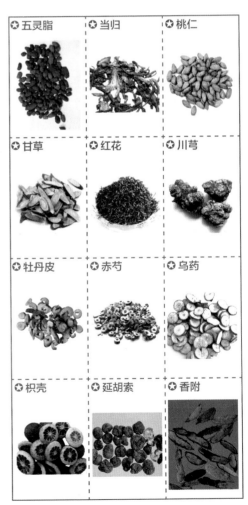

寒凝血瘀型

主要证候：经前或经期小腹冷痛拒按，得热则痛减，经血量少，色黯有块，畏寒肢冷，面色青白，舌黯，苔白，脉沉紧。

治疗法则：温经散寒，祛瘀止痛。

方药举例：温经汤（见第二节月经后期）。

【加减】若痛经发作者，酌加延胡索、小茴香；小腹冷凉，四肢不温者，酌加熟附子、巴戟天。

若经行期间，小腹绵绵而痛，喜暖喜按，月经量少，色淡质稀，畏寒肢冷，腰骶冷痛，面色淡白，舌淡，苔白，脉沉细而迟或细涩，为虚寒所致痛经。治宜温经养血止痛，方用大营煎加小茴香、补骨脂。

湿热蕴结型

主要证候：经前或经期小腹灼痛拒按，痛连腰骶，或平时小腹痛，至经前疼痛加剧，经量多或经期长，经色紫红，质稠或有血块，平素带下量多，黄稠臭秽，或伴低热，小便黄赤，舌红，苔黄腻，脉滑数或濡数。

治疗法则：清热除湿，化瘀止痛。

方药举例：清热调血汤（《古今医鉴》）加红藤、败酱草、薏苡仁。

【组成】生地黄、牡丹皮各6克，黄连、当归、白芍、川芎、红花、桃仁、莪术、香附、延胡索各3克。

【用法】水煎服。

【加减】若月经过多或经期延长者，酌加槐花、地榆、马齿苋；带下量多者，酌加黄柏、樗根白皮。

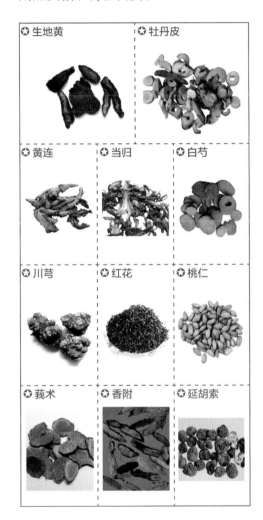

✿生地黄　✿牡丹皮　✿黄连　✿当归　✿白芍　✿川芎　✿红花　✿桃仁　✿莪术　✿香附　✿延胡索

按摩疗法

按揉气海穴

【定位】位于下腹部，前正中线上，当脐中下1.5寸。

【按摩】用拇指指腹按压气海穴约30秒，然后按顺时针方向按揉约2分钟，以局部出现酸、麻、胀感为佳。

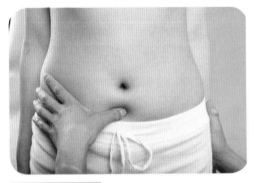

点按关元穴

【定位】位于下腹部，前正中线上，在脐中下3寸。

【按摩】用拇指指腹轻轻点按关元穴约2分钟，以局部有酸、麻、胀感为宜。

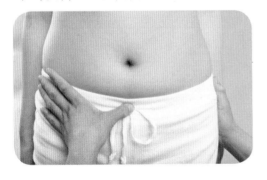

按揉三阴交穴

【定位】位于小腿内侧，当足内踝尖上3寸，胫骨内侧缘后方。

【按摩】用拇指按顺时针方向按揉三阴交穴约2分钟，然后按逆时针方向按揉约2分钟。

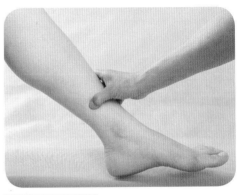

按揉地机穴

【定位】位于小腿内侧，阴陵泉穴下3寸，胫骨内侧缘后际。

【按摩】用拇指按顺时针方向按揉地机穴约2分钟，然后按逆时针方向按揉约2分钟。

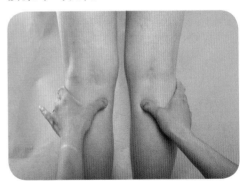

专家指点

　　肾气亏损型加肾俞，气血虚弱型加脾俞，气滞血瘀型加膈俞，寒凝血瘀型加命门，湿热蕴结型加隐白。

艾灸疗法

灸合谷穴

【定位】位于第1、第2掌骨间，当第2掌骨桡侧的中点处。

【艾灸】艾条温和灸，每日灸1次，每次灸10~20分钟，灸至皮肤产生红晕为止。

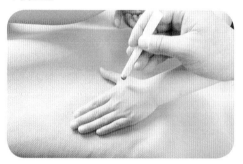

灸三阴交穴

【定位】位于小腿内侧，当足内踝尖上3寸，胫骨内侧缘后方。

【艾灸】艾条温和灸，每日灸1次，每次灸15分钟左右，灸至皮肤产生红晕为止。

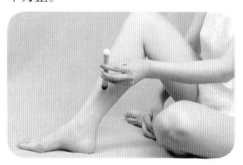

灸关元穴

【定位】位于下腹部，前正中线上，在脐中下3寸。

【艾灸】艾条温和灸，每日灸1次，每次灸10~15分钟，灸至皮肤产生红晕为止。

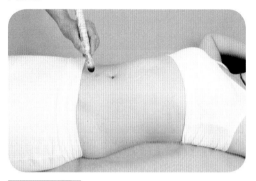

灸中极穴

【定位】位于下腹部，前正中线上，当脐中下4寸。

【艾灸】艾条温和灸，每日灸1次，每次灸15分钟左右，灸至皮肤产生红晕为止。

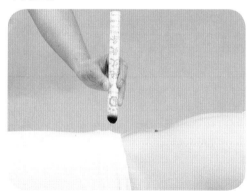

专家指点

肾气亏损型加肾俞，气血虚弱型加足三里，气滞血瘀型加膻中，寒凝血瘀型加膈俞，湿热蕴结型加丰隆。

第九节　闭经

女子年逾18周岁，月经尚未来潮，或月经来潮后又中断6个月以上者，称为"闭经"，前者称原发性闭经，后者称继发性闭经，古称"女子不月""月事不来""经水不通""经闭"等。妊娠期、哺乳期或更年期的月经停闭属生理现象，不做闭经论，有的少女初潮2年内偶尔出现月经停闭现象，可不予治疗。

辨证论治

在确诊闭经之后，尚须明确是经病还是他病所致，因他病致闭经者先治他病然后调经。

辨证重在辨明虚实或虚实夹杂的不同情况。虚证者治以补肾滋肾，或补脾益气，或补血益阴，以滋养经血之源；实证者治以行气活血，或温经通脉，或祛邪行滞，以疏通冲任经脉。本病虚证多实证少，切忌妄行攻破之法，犯虚虚实实之戒。

肾虚型

（1）肾气虚证

主要证候：月经初潮来迟，或月经后期量少，渐至闭经，头晕耳鸣，腰酸腿软，小便频数，性欲淡漠，舌淡红，苔薄白，脉沉细。

治疗法则：补肾益气，养血调经。

方药举例：大补元煎加丹参、牛膝（方见第二节月经后期）。

【加减】若闭经日久，畏寒肢冷甚者，酌加菟丝子、肉桂、紫河车；夜尿频数者，酌加金樱子、覆盆子。

（2）肾阴虚证

主要证候：月经初潮来迟，或月经后期量少，渐至闭经，头晕耳鸣，腰膝酸软，或足跟痛，手足心热，甚则潮热盗汗，心烦少寐，颧红唇赤，舌红，苔少或无苔，脉细数。

治疗法则：滋肾益阴，养血调经。

方药举例：左归丸（《景岳全书》）。

【组成】枸杞子、山茱萸、山药（炒）、菟丝子（制）、鹿角胶（敲碎，炒珠）、龟甲胶各12克，熟地黄24克。

【用法】先将熟地黄蒸烂，杵膏，炼蜜为丸，如梧桐子大。每食前用滚汤或淡盐汤送下百余丸（9克）。

【加减】若潮热盗汗者，酌加青蒿、鳖甲、地骨皮；心烦不寐者，酌加柏子仁、丹参、珍珠母；阴虚肺燥，咳嗽咯血者，酌加白及、仙鹤草。

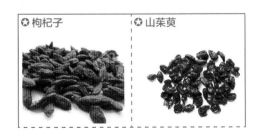
❂枸杞子　❂山茱萸

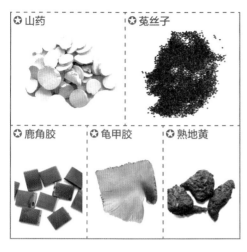

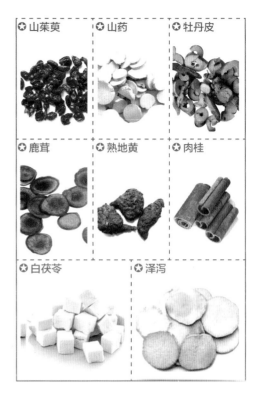

（3）肾阳虚证

主要证候：月经初潮来迟，或月经后期量少，渐至闭经，头晕耳鸣，腰痛如折，畏寒肢冷，小便清长，夜尿多，大便溏薄，面色晦暗，或目眶黯黑，舌淡，苔白，脉沉弱。

治疗法则：温肾助阳，养血调经。

方药举例：十补丸（《济生方》）。

【组成】附子（炮，去皮、脐）、五味子各60克，山茱萸（取肉）、山药（锉，炒）、牡丹皮（去木）、鹿茸（去毛，酒蒸）、熟地黄（洗，酒蒸）、肉桂（去皮）、白茯苓、泽泻各30克。

【用法】上为细末，炼蜜为丸，如梧桐子大。每服70丸，空腹时用盐酒或盐汤进下。

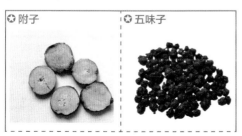

脾虚型

主要证候：月经停闭数月，肢倦神疲，食欲不振，脘腹胀闷，大便溏薄，面色淡黄，舌淡胖有齿痕，苔白腻，脉缓弱。

治疗法则：健脾益气，养血调经。

方药举例：参苓白术散（《和剂局方》）加当归、牛膝。

【组成】人参、白术、茯苓、炒山药各15克，白扁豆12克，甘草、莲子肉、当归、牛膝、薏苡仁各9克，砂仁、桔梗各6克。

【用法】上药共为细末，每次服6克，大枣汤调下；或作汤剂，用量按原方比例酌定。

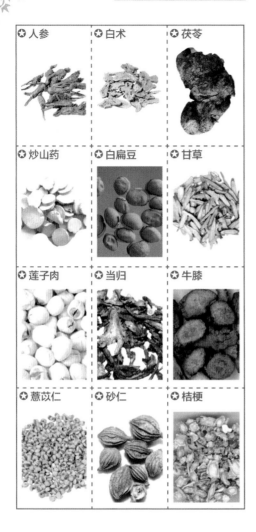

血虚型

主要证候：月经停闭数月，头晕目花，心悸怔忡，少寐多梦，皮肤不润，面色萎黄，舌淡，苔少，脉细。

治疗法则：补血养血，活血调经。

方药举例：小营煎（《景岳全书》）加鸡内金、鸡血藤。

【组成】当归6克、白芍（酒炒）、山药（炒）、枸杞子、鸡内金、鸡血藤各6克，熟地黄6~9克，炙甘草3克。

【用法】上药用水 400 毫升，煮取 280 毫升，空腹时温服。

若血虚日久，渐至阴虚血枯经闭者，症见月经停闭，形体羸瘦，骨蒸潮热，或咳嗽唾血，两颧潮红，舌绛苔少，甚或无苔，脉细数。治宜滋肾养血，壮水制火，方用补肾地黄汤（《陈素庵妇科补解》）。

【组成】熟地黄、麦冬、知母、山药、远志、茯苓、牡丹皮、酸枣仁、玄参、桑螵蛸、山茱萸、竹叶各9克，龟甲12克，泽泻、黄柏各6克。

【用法】水煎服。

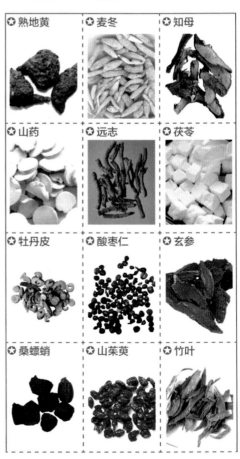

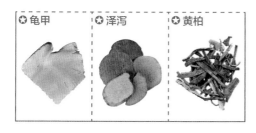

气滞血瘀型

主要证候：月经停闭数月，小腹胀痛拒按；精神抑郁，烦躁易怒，胸胁胀满，嗳气叹息，舌紫黯或有瘀点，脉沉弦或涩而有力。

治疗法则：行气活血，祛瘀通络。

方药举例：膈下逐瘀汤（方见第八节痛经）。

若烦躁、胁痛者，酌加柴胡、郁金、栀子；挟热而口干，便结，脉数者，酌加黄柏、知母、大黄。

寒凝血瘀型

主要证候：月经停闭数月，小腹冷痛拒按，得热则痛缓，形寒肢冷，面色青白，舌紫黯，苔白，脉沉紧。

治疗法则：温经散寒，活血调经。

方药举例：温经汤（方见第二节月经后期）。

若小腹冷痛较剧者，酌加艾叶、小茴香、姜黄；四肢不温者，酌加制附子、淫羊藿。

痰湿阻滞型

主要证候：月经停闭数月，带下量多，色白质稠，形体肥胖，或面浮肢肿，神疲肢倦，头晕目眩，心悸气短，胸脘满闷，舌淡胖，苔白腻，脉滑。

治疗法则：豁痰除湿，活血通经。

方药举例：丹溪治湿痰方（《丹溪心法》，书中未注明用量）。

【组成】苍术、白术、半夏、茯苓、滑石、香附、川芎、当归。

【用法】上为末。蒸饼丸服。

【加减】若胸脘满闷者，酌加瓜蒌、枳壳；肢体浮肿明显者，酌加益母草、泽泻、泽兰。

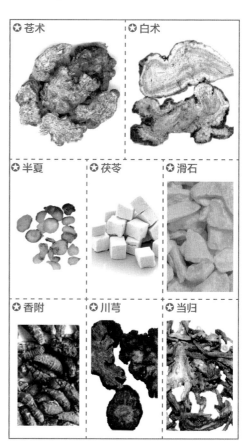

按摩疗法

点按关元穴

【定位】位于下腹部，前正中线上，在脐中下3寸。

【按摩】用拇指指腹轻轻点按关元穴约2分钟，以局部有酸、麻、胀感为宜。

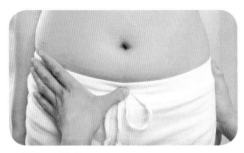

按揉三阴交穴

【定位】位于小腿内侧，当足内踝尖上3寸，胫骨内侧缘后方。

【按摩】用拇指按顺时针方向按揉三阴交穴约2分钟，然后按逆时针方向按揉约2分钟。

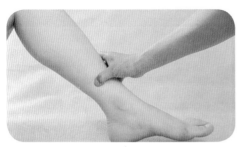

按揉天枢穴

【定位】位于腹中部，平脐中，距脐中2寸。

【按摩】用拇指指腹按压天枢穴约30秒，然后沿顺时针方向按揉约2分钟，以局部出现酸、麻、胀感觉为佳。

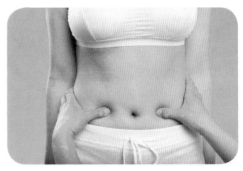

按揉归来穴

【定位】位于下腹部，当脐下4寸，距前正中线2寸。

【按摩】用拇指指腹按压归来穴约30秒，然后按顺时针方向按揉约2分钟，以局部出现酸、麻、胀感觉为佳。

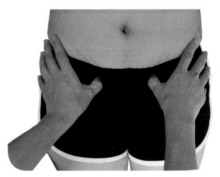

专家指点

肾气虚型加涌泉穴，肾阴虚型加肾俞，肾虚阳虚型加气海；脾虚型加脾俞；血虚型加血海；气滞血瘀型加膈俞；寒凝血瘀型加命门；痰湿阻滞型加丰隆。

艾灸疗法

灸肾俞穴

【定位】位于腰部，当第2腰椎棘突下，旁开1.5寸。

【艾灸】艾条温和灸，每日灸1次，每次灸10~15分钟，灸至皮肤产生红晕为止。

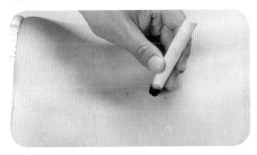

灸关元穴

【定位】位于下腹部，前正中线上，在脐中下3寸。

【艾灸】艾条温和灸，每日灸1次，每次灸10~15分钟，灸至皮肤产生红晕为止。

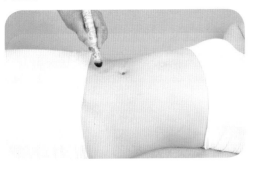

灸三阴交穴

【定位】位于小腿内侧，当足内踝尖上3寸，胫骨内侧缘后方。

【艾灸】艾条温和灸，每日灸1次，每次灸15分钟左右，灸至皮肤产生红晕为止。

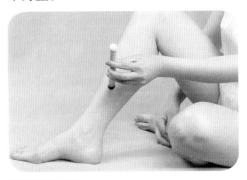

灸天枢穴

【定位】位于腹中部，平脐中，距脐中2寸。

【艾灸】艾条温和灸，每日灸1次，每次灸15分钟左右，灸至皮肤产生红晕为止。

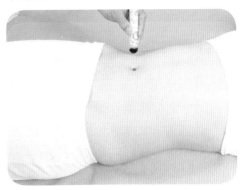

专家指点

　　肾气亏损型加太溪，气血虚弱型加足三里，气滞血瘀型加膻中，寒凝血瘀型加膈俞，湿热蕴结型加丰隆。

第十节　崩漏

妇女不在行经期间阴道突然大量出血,或淋漓下血不断者,称为"崩漏",前者称为"崩中",后者称为"漏下"。若经期延长达2周以上者,应属崩漏范畴,称为"经崩"或"经漏"。一般突然出血,来势急,血量多的叫"崩";淋漓下血,来势缓,血量少的叫"漏"。崩与漏的出血情况虽不相同,但其发病机理是一致的,而且在疾病发展过程中常相互转化,如血崩日久,气血耗伤,可变成漏,久漏不止,病势日进,也能成崩,所以临床上常常崩漏并称。正如《济生方》说:"崩漏之病,本乎一证,轻者谓之漏下,甚者谓之崩中。"本病属常见病,常因崩与漏交替,因果相干,致使病变缠绵难愈,成为妇科的疑难重症。

辨证论治

崩漏以无周期性的阴道出血为辨证要点,临证时结合出血的量、色、质变化和全身证候辨明寒、热、虚、实。治疗应根据病情的缓急轻重、出血的久暂,采用"急则治其标,缓则治其本"的原则,灵活运用塞流、澄源、复旧三法。

肾虚型

(1)肾阴虚证

主要证候:经血非时而下,出血量或少或多,淋漓不断,血色鲜红,质稠,头晕耳鸣,腰酸膝软,手足心热,颧赤唇红,舌红,苔少,脉细数。

治疗法则:滋肾益阴,固冲止血。

方药举例:左归丸(方见第九节闭经)去川牛膝,加旱莲草、炒地榆。

(2)肾阳虚证

主要证候:经血非时而下,出血量多,淋漓不尽,色淡质稀,腰痛如折,畏寒肢冷,小便清长,大便溏薄,面色晦暗,舌淡黯,苔薄白,脉沉弱。

治疗法则:温肾助阳,固冲止血。

方药举例:大补元煎(方见第二节月经后期)。酌加补骨脂、鹿角胶、艾叶炭。

脾虚型

主要证候:经血非时而下,量多如崩,或淋漓不断,色淡质稀,神疲体倦,气短懒言,不思饮食,四肢不温,或面浮肢肿,面色淡黄,舌淡胖,苔薄白,脉缓弱。

治疗法则:健脾益气,固冲止血。

方药举例:固冲汤(《医学衷中参西录》)。

【组成】白术（炒）30克，生黄芪18克，煅龙骨、煅牡蛎、山茱萸各24克，白芍、海螵蛸各12克，茜草9克，棕榈炭6克，五倍子末1.5克（冲服）。

【用法】水煎服。每日1剂，分2次温服。

【加减】若出血量多者，酌加人参、升麻；久漏不止者，酌加藕节、炒蒲黄。

若阴道大量出血，兼肢冷汗出，昏仆不知人，脉微细欲绝者，为气随血脱之危候，急宜补气固脱，方用独参汤（《景岳全书》）。人参25克，水煎取浓汁，顿服，余药再煎，顿服。

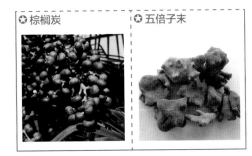

❀棕榈炭　　❀五倍子末

血热型

主要证候：经血非时而下，量多如崩，或淋漓不断，血色深红，质稠，心烦少寐，渴喜冷饮，头晕面赤，舌红，苔黄，脉滑数。

治疗法则：清热凉血，固冲止血。

方药举例：清热固经汤（《简明中医妇科学》）。

【组成】炙龟甲（研粗末，先煎）24克，牡蛎粉（包煎）、清阿胶（陈酒炖冲）、大生地黄、地骨皮、地榆片、生藕节各15克，焦栀子、生黄芩、陈棕炭各9克，生甘草2.4克。

【用法】水煎，分2次，食远温服。

【加减】若肝郁化火者，兼见胸胁乳房胀痛，心烦易怒，时欲叹息，脉弦数等症，宜平肝清热止血，方用丹栀逍遥散加醋炒香附、蒲黄炭、血余炭以调气理血止血。

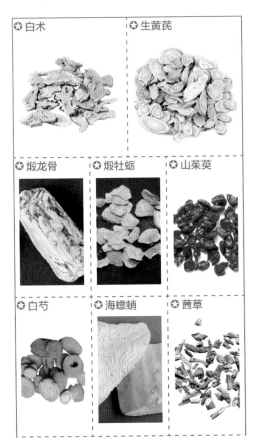

❀白术　　❀生黄芪
❀煅龙骨　❀煅牡蛎　❀山茱萸
❀白芍　　❀海螵蛸　❀茜草

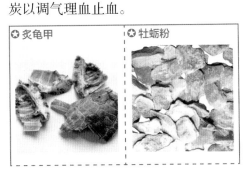

❀炙龟甲　　❀牡蛎粉

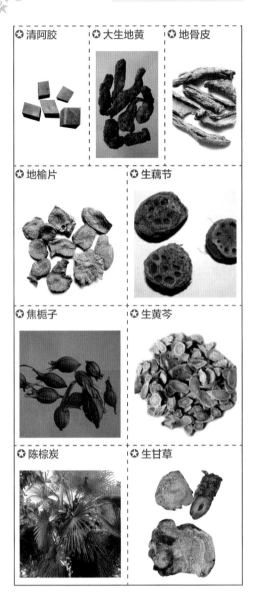

★清阿胶　★大生地黄　★地骨皮

★地榆片　★生藕节

★焦栀子　★生黄芩

★陈棕炭　★生甘草

方药举例：四草汤（《实用中医妇科方剂》）加三七、蒲黄。

【组成】鹿衔草、马鞭草各 15~30 克，茜草炭、益母草、三七、蒲黄各 15 克。

【用法】水煎服。

【加减】血热夹瘀者，加大小蓟、仙鹤草、炒丹皮各 10 克，钩藤 15 克；血瘀夹寒者，加艾叶、肉桂各 5 克；气虚者，加黄芪、党参各 15 克，枸杞子 10 克；出血量少，淋漓不尽者，加炒当归、赤芍各 10 克，泽兰 12 克。

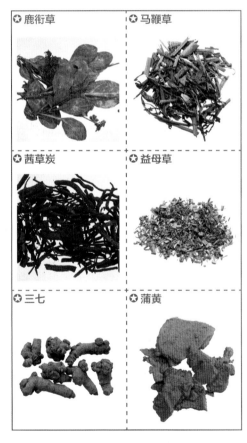

★鹿衔草　★马鞭草

★茜草炭　★益母草

★三七　★蒲黄

血瘀型

主要证候：经血非时而下，量多或少，淋漓不净，血色紫黯有块，小腹疼痛拒按，舌紫黯或有瘀点，脉涩或弦涩有力。

治疗法则：活血祛瘀，固冲止血。

按摩疗法

点按关元穴

【定位】位于下腹部，前正中线上，在脐中下3寸。

【按摩】用拇指指腹轻轻点按关元穴约2分钟，以局部有酸、麻、胀感为宜。

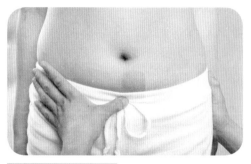

按揉三阴交穴

【定位】位于小腿内侧，当足内踝尖上3寸，胫骨内侧缘后方。

【按摩】用拇指按顺时针方向按揉三阴交穴约2分钟，然后按逆时针方向按揉约2分钟。

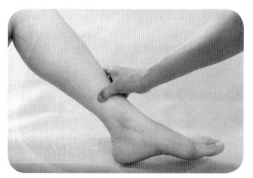

掐按隐白穴

【定位】位于足趾，大趾末节内侧，趾甲根角侧后方0.1寸。

【按摩】用拇指指甲掐按隐白穴50~100次。

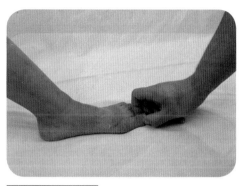

按揉血海穴

【定位】位于大腿内侧，髌底内侧端上2寸，当股四头肌内侧头的隆起处。

【按摩】用拇指指腹按揉血海穴100~200次，力度由轻至重再至轻，手法连贯。

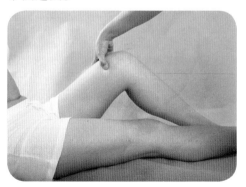

专家指点

肾阴虚型加肾俞，肾阳虚型加气海；脾虚型加脾俞；血热型加期门；血瘀型加太冲。

艾灸疗法

灸关元穴

【定位】位于下腹部，前正中线上，在脐中下3寸。

【艾灸】艾条温和灸，每日灸1次，每次灸10~15分钟，灸至皮肤产生红晕为止。

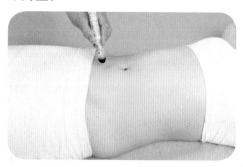

灸三阴交穴

【定位】位于小腿内侧，当足内踝尖上3寸，胫骨内侧缘后方。

【艾灸】艾条温和灸，每日灸1次，每次灸15分钟左右，灸至皮肤产生红晕为止。

灸血海穴

【定位】位于大腿内侧，髌底内侧端上2寸，当股四头肌内侧头的隆起处。

【艾灸】艾条温和灸，每日灸1次，每次灸20分钟左右，灸至皮肤产生红晕为止。

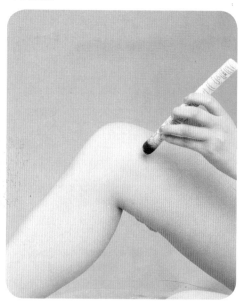

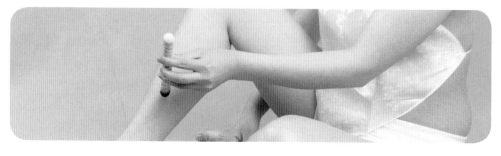

专家指点

肾阴虚型加肾俞，肾阳虚型加命门；脾虚型加膈俞、脾俞；血热型加期门；血瘀型加太冲。